シリーズ
**専門医に聞く
「新しい治療とクスリ」**

2

アトピー性皮膚炎

東京逓信病院副院長兼皮膚科部長
江藤隆史
インタヴュー・構成 尾形道夫

論創社

『専門医に聞く』シリーズ刊行にあたって

　この本を手に取っていただき、ありがとうございます。この本に関心をもたれたのは、あなたか、あなたのご家族が「アトピー性皮膚炎」と診断され、もしかすると治療が始まっているからでしょうか。

　間に合わなかった？……大丈夫。けっして遅いことはありません。

　どんな病気でもそうですが、医師の話はやたら難しいというのが通り相場です。あちらは医学という学問を何十年と勉強してきたわけで、これまで病気や医学と無縁だった私たちとは土台が違います。その上、口にする医学用語は独特の言葉を使い回し、英語やABCの略語がやたら飛び交い、日本語にしても頭蓋骨をなにげに「とうがいこつ」と読ませたりするのが「医学」なのです。

　ですから、診察室で聞いた医師の話がチンプンカンプンだったとしても、それはあなたのせいではありません。100パーセント医師の責任です。話を聞く時間も限られているし、がんのようにすぐ命に関わるような病気なら、聞いた瞬間、頭が真白になって、あとのことはよく覚えていないということもあるでしょう。でも、それら全てを心得た上で、あなたが知らねばならないことを的確に伝えるのが、医師の本来の

役割なのです。

　私が信頼しているベテランの神経内科医は、自身の役割について、次のように語っています。

　「患者さんにとって医師とは、道具のようなものだといつも思っています。いい道具でなければ、よい作品は生まれませんが、どんなにいい道具であっても、上手に使ってくれないとよい作品は生まれない。私は医師として、これまで患者さんに役立ついい道具になるべく努力してきたが、上手に使いこなしてくれる患者さんはさほど多くない。ときにはあまりにも使いかたが下手なのに、びっくりしてしまうことさえあります」

　まさに至言です。

　下手な使い方のいちばんは、患者自身が感じている体の変調を、正確に医師に伝えていない、あるいは伝えられないことです。自分のことはもちろん、アトピーで苦しむこどもの体の具合を医師に話すとき、その伝えかたの上手下手が、医師という道具を使いこなせるかどうかに、直接つながります。

　あたり前のことですが、医師にとって、目の前の患者はあくまでも他人です。その他人が感じている現象や状態が、どういう性質でどういう内容のものなのかを、医師はできるかぎり正確かつ忠実に、自らの心の中に描き出したいと思い、可能な限りの五感を使って診察に臨んでいるのです。

　そんな医師は、これから始まる診療の過程のなかで、いったいどのようなことに注意して、どういう情報を私たち患者

から得て、患者にどういうことを知ってもらいたいと思っているのでしょうか。

　また、そんな医師という社会的な道具を上手に使いこなすため、私たち患者は自身が自覚している症状などを、どのようなことに注意して医師に伝え、医師から何を知りたいと思っているのでしょうか。

　そんな、医師と患者、双方の架け橋になりたいという願いから、このシリーズは生まれました。

　この本でも、アトピー性皮膚炎について、患者であるあなたが知りたいことと医師にも知ってもらいたいことを、なるべくわかりやすく、医学的にみて間違いのない書きかたで表現しました。

　また、あなたが知りたい新しい治療法やクスリについても、真っ先に取り上げ、ページが許す限り紙幅を費やすことにしました。とくに、この病気では、医師との根本的なコミュニケーション不足が、ステロイド忌避などといった、治療を妨げるさまざまな問題を生んできましたから、架け橋としての役割はけっこう大きいと思っています。

　そして、そんなクスリへの誤解をはじめ、検査や治療法のあれこれを知るうちに、この病気が起こるメカニズムや、あなたが感じている自覚症状がなぜ起こったかをおのずと理解できて、これから始まる、あるいはすでに始まっている検査や治療が何のためのもので、効果はどういうところに現われるのかもわかる……そして、読み進むうちに、これまでずっ

と疑問に思っていたことのいくつかが「ああ、そうか」と雲散霧消し、今まで知らなかったことのいくつかが「そうなのか」と、ストンと腑に落ちる……ようになれば、これ以上の喜びはありません。

　この本が、あなたと医師とのいい架け橋になれますように。

はじめに

　いまアトピー性皮膚炎で悩んでいる患者が、このタイトルのような本を目にしてまず気になるのは、この本が「ステロイド」治療を認めているのか、いないのか、ではないでしょうか。

　最初にはっきりさせておきますが、この本は、日本皮膚科学会のガイドラインに沿ったステロイドとプロトピック軟膏による治療とスキンケアを推奨しています。それがアトピー性皮膚炎という病気を克服する、唯一の方法だからで、いわゆる脱ステロイド（略して「脱ステ」）は一切認めていません。認めているのは「脱・脱ステ」で、いまだにはびこっているさまざまな「アトピービジネス」なるものには、強い怒りを覚え、嫌悪を感じています。

　以前、お聞きした皮膚科医は、アトピー性皮膚炎について、「昔は簡単な病気だったのに」と、首をひねりながら語ってくれました。なぜ病気が起こるのかはともかく、どのような症状が出て、状態をよくするには、どのような方法をとればいいのかという知識の根幹は、今も昔も変わることはありません。

　変わったのは、その治療方法についての世間の見方、捉え方です。もっとはっきり言えば、「ステロイド」についての捉え方の変化であり、それをもたらしたのは、テレビや雑誌などのメディアが見識を失い、安易な世間への迎合、ポピュ

リズムへの擦り寄りをしたためでした。

　それは圧倒的でした。メディアを巻き込んだこの騒動は、一夜にして、「素晴らしい良薬」を「悪魔のクスリ」にしてしまいました。ステロイド・バッシングです。しかも悪いことに、そのときの混乱が「ステロイド不信」に姿を変え、患者ばかりか、医師や薬剤師などのメディカル関係者の一部にも巣くってしまいました。

　もしあなたが、ステロイドを「悪魔のクスリ」と思って、なるべく少なくつけて、早くやめようとしているとしたら、それは「ステロイド不信」という思い込みがあるためです。

　メディアの影響は医師にも及びました。皮膚科医の一部が、アトピー性皮膚炎にステロイドを使うと、かえって病気が悪化するとメディアを通じて語り、ステロイドを使わない、いわゆる「脱ステ」と呼ばれる治療を始めたことです。

　医師は法律で、自分の意志でどんな治療でも選択できることになっていますから、法的には問題ありません。問題だったのは、その治療法を選んでしまった患者の心身に与えた影響です。しかも、のむ（内服）場合とつける（外用）場合に起こる副作用を意図的に混同して語ったことで、それが一部のネットなどで「常識」になってしまい、さらに大きな弊害までもたらしました。

　ステロイドは、さまざまな病気の治療に、いろいろなかたちで使われています。しかし、病気が悪化したとか、炎症がひどくなったという事実は、これまで全く報告されていませ

ん。アトピー性皮膚炎にだけ、そのような非科学的な言説が広がり、それを信じてしまったために、症状のコントロールがうまくいかない人が実際にふえてしまったのです。

　ステロイド・バッシング以前には、同じアトピーでも、小児科医と皮膚科医が違う体系から原因を語り、その結果、病院や医師が違うと、同じ病気なのに、全く異なった治療がなされた、ということもありました。論争の的は食事療法でしたが、今では研究の結果、乳幼児のアトピー性皮膚炎での食物の影響はそれほど大きくないこと、妊婦は卵や牛乳などを制限する必要がないこと、さらに、生まれてすぐに保湿剤を塗ることで、アトピーの予防ができることが明らかになってきています。

　今回、話をお聞きした江藤隆史医師は、アメリカ留学から帰国した1992年のことを、折りに触れ、話をされます。その年は、ステロイドをあたかも「悪魔のクスリ」*のように視聴者に思い込ませてしまったテレビ番組の「久米宏のニュース・ステーション」が、7月一週間にわたって放映され、ステロイド・バッシングが燃えあがってしまった年だったとともに、東京大学に戻った江藤医師がアトピー外来を開き、タクロリムス（後のプロトピック軟膏）の治験を始めた年でもありました。つまり、日本におけるアトピー性皮膚炎治療が、いい意味でも悪い意味でも、一変するきっかけになった年だったのです。

＊「悪魔のクスリ」の命名者は「アトピービジネス」(文春新書)の著者　竹原和彦医師。ちなみにこの番組での特集の久米宏氏の最後の言葉は、「ちょこっとだけ使うんだったらいいですけど、習慣性を帯びると非常に危険だということです」でした。もちろん、医学的には間違ったコメントです。

　多くの病気と同様に、アトピー性皮膚炎も患者自身が、自分の主治医にならねばならない病気です。医師から処方されるステロイドなどの外用剤や保湿剤を、ふだんの生活の中でどう使っていくのか、また身の回りの環境をどう整えていくかは、すべて患者の意志に任されているからです。

　その場合、「塗り過ぎがいい」というのが、江藤医師の口癖です。一般に「こわい」と思われている薬剤を、過剰と思われるまで塗るのが大事としたら、患者が抱いている偏見や不信をすべて解消しなくては、治療の出発点に立てません。

　アトピーはきわめて社会的な病気です。テレビや週刊誌で荒れ狂ったステロイド・バッシングの奥底には、なるべくクスリは使わないほうがいいとか、クスリに頼らないほうがいいという、私たちの多くが抱いている素朴な心情があります。原因を根本から治す根治療法が最上で、症状を抑えるだけの対症療法は二流の治療法だという考え方も、随所にみられます。また、「効果は量が規定する」という医学の常識を知らないまま、間違った考え方を主張する人たちも、たくさんいます。

　そんな誤解を、医師が膝をつき合わせて、患者と話し合う

ことで氷解してもらい、いつしか納得して、まっとうな治療のスタートラインに立ってもらう、それが、全国のアトピー性皮膚炎の専門医が手弁当で開いている「アトピー教室」の最も大きな目的なのです。

　ある日の「江藤先生のアトピー教室」をのぞいてみることから、この本を始めましょう。

　　　　　　　　　　　　　　　　　　　尾形　道夫

目次

はじめに ——7

第1章 「江藤先生のアトピー教室」——15

第2章 ステロイド外用薬の塗り方と減らし方 —— 25
万能のクスリ、ステロイド登場……26
ガイドラインがやっとできた……28
精神的バックアップの大切さ……30
必ず治る病気……32
ケアから始まる……35
ステロイド外用薬の塗り方と使うときのポイント……40

第3章 ステロイドへの誤解と副作用 —— 67
色が黒くなったり、厚く硬くなったりする、というウソ……69
止めると、こわいリバウンドを起こす、というホラ……70
使い続けると止められず効きも悪くなり、次第に強いクスリになる、というウソ……73
骨がもろくなります、というホラ……73
太陽にあたると色が黒くなる、というウソ……73
顔が丸くなる……74
ステロイド外用薬のほんとうの副作用とは……76

第4章 プロトピック軟膏の登場 —— 87
筑波山中から……88
ステロイド外用薬との違い……90
プロトピック軟膏を使うときは……92
治療戦略を変えたクスリ……94

第5章 治療としての保湿剤とスキンケア───── 101
　　　保湿剤でアトピー予防……102
　　　保湿剤の種類1〜油でコーティング……104
　　　保湿剤の種類2〜水分もとじこめる……106
　　　クリームタイプの保湿剤……107
　　　保湿剤を塗るのは入浴後がいちばん……109
　　　保湿剤を塗るときに……112

第6章 痒みをなくす──抗アレルギー薬や抗ヒスタミン薬 ───── 115
　　　痒いから掻くのか、掻くから痒いのか……117
　　　なぜ掻くといけないのか……119
　　　合併症の原因にもなる……120
　　　どういうクスリか……122
　　　その他に使われるクスリや治療法……126

第7章 あらためて、アトピー性皮膚炎とは ───── 135
　　　──治療が始まるまで
　　　原因は今でもよくわからない……136
　　　乳児期のアトピー性皮膚炎……137
　　　幼児、小児期のアトピー性皮膚炎……139
　　　青年期、成人期のアトピー性皮膚炎……144
　　　目の合併症に注意……146
　　　「クスリに頼らない」と考えていませんか……150
　　　受診するときの大切なこと……152

第8章 アトピー性皮膚炎を悪化させるものへの対処法─159
　　　悪化要因とは……162

おわりに──168

第1章
「江藤先生の　アトピー教室」

金曜日の午後5時前、そろそろ診療が終わり、病院から人の姿が少なくなる頃、東京逓信病院皮膚科前のベンチに、三々五々人が集まり始めます。

　お母さんらしい女性に連れられた中学生、大学生らしき青年、仕事帰りのようなサラリーマン……診療がすっかり終わってから、この皮膚科の診察室で開かれる「江藤先生のアトピー教室」に出席する人たちです。ベンチは次第に塞がり、5時を回る頃には、十数人になっていました。

　教室が開かれるのは、いつもの外来の一室ですから、全員が入ると、荷物の置き場もありません。そんな人たちをざっと見渡して、先生が話し始めます。

　「このアトピー教室は、私が外来で皆さんにお話しする時間があまりにも短く、皆さんからの質問に充分にお答えできないばかりか、アトピー性皮膚炎治療でもっとも重要なクスリの塗り方など、具体的な治療の説明が思うようにできないので、軽症の方は別として、ある程度、しっかり長く治療しなくてはならない患者さんに、いろいろなことをフェイス・トゥ・フェイスで、詳しくお伝えしたいということから始まりました。

　アトピー性皮膚炎は難病ではなく、ちゃんと治療すれば、ほとんどの方がハッピーになれる病気です。それができていないのは、多くの場合、治療薬であるステロイドの塗り方が、腰が引けて不充分だからです。

　今日はそうなる原因について、こんな誤解からだというお

第1章「江藤先生のアトピー教室」

話をし、皆さんにわかっていただいた上で、できれば、皆さんのまわりにもたくさんいる、同じように悩んでいる方に、今日のことを伝えてほしい、そんなつもりでいます」

　江藤医師がアトピー教室を始めたのは、東京逓信病院へ移って6年目の2000年のことです。どうにかして患者と向き合う時間を確保したい、その一心だったと言います。きれいごとに響くかもしれませんが、当時の治療現場は、ステロイド・バッシングの真っ最中にあって、ステロイドを急にやめた結果、顔からも体からも体液が滲み出している湿疹だらけの患者でいっぱいだったのです。

　そのような患者のひとりのスライドが、スクリーンに映しだされました。皮膚が厚ぼったく黒くなり、ごわごわになってしまった映像です。

「皆さんはこういう写真を、一度はごらんになったことがおありでしょう。ある雑誌の民間療法では、『今でもこういう人がたくさん我々のところに来て、我々の提供する水で優しく洗ってあげると、自然の治癒力が出てきて治ります』などと書いてあります。もちろん嘘で、治るわけがありません。

　さて、どうしてこうなったのでしょう。写真の下にステロイド使用歴10年と書いてあるから、ステロイドの副作用かなと、見た方は思うかもしれません。でも、違うのです。原因は患者さんがステロイドを『薄く、少しずつ、痒いところにだけ擦り込む』ようにしていたからです。

　ステロイド・バッシングの影響で、ステロイドは『こわい』

クスリになってしまいました。このステロイド不信が一般常識のように広まり、そんなこわいクスリなのだから、つけるのもできるだけ最小限に、痒いところにだけ使おうと思うのは、無理のないことかもしれません。でも、そんな『腰引け』の塗り方では、どんな皮膚の発疹も治りません。炎症が起きている時には、少々オーバーくらいに塗らないと、その炎症をコントロールできないのです。

　それなのに、本来なら10g塗らなきゃいけないところに1gしか塗らない。チビチビ塗りです。それだと炎症の火は消えず、くすぶってしまいます。そんな状態を何年も続けていると、くすぶった火が皮膚を焦がし、リモデリングといいますが、皮膚の破壊がゆっくり進んでいきます。その結果のひとつが苔癬化（たいせんか）という、皮膚が厚ぼったく、黒くなってしまうことなのです。

　何のことはない、多くの方がステロイドの副作用だと思っている現象は、ステロイドの使い方が足りないために起こった現象です。坂道を自転車で登る時には、いやでも思い切りペダルを踏まねばなりません。アトピー性皮膚炎でも同じなのです」

　江藤医師は続けて、フィンガー・チップ・ユニットというステロイドの基本的な塗り方の説明をしながら、こんなことを言います。

　「私たち皮膚科医が、『ニュース・ステーション』をみて一瞬尻込みしたのは、当時、思春期の患者さんの顔面皮疹のコ

ントロールが、ステロイドだけでは完全にできなかったからでした。でも、今は違います。ステロイドの副作用をカバーできるクスリが1999年に発売されました。それが私も治験に参加したプロトピック軟膏です。

　ステロイドとプロトピック、これでパーフェクトなアトピー性皮膚炎コントロールが可能になりました。外用ステロイドの副作用をしっかり知り、それが出れば、ステロイドを止める。止めれば悪化するから、すぐプロトピックに切り替える。副作用が出やすい顔面や頸部は、最初からプロトピックでコントロールする、という戦略です」

　続いてスライドをみせながら、スキンケアの説明に移ります。

「写真の彼はカポジ水痘様発疹症です。アトピー性皮膚炎の合併症で、入院したあと、ヘルペスになって、このような状態になりました。でもつぎの写真、きれいでしょう。この間、なんの薬も使いませんでした。つまり彼はスキンケアだけでよくなった。たぶん、入院前はスキンケアすらしてなかったのでしょう。

　スキンケアもステロイド塗布と同様、重要です。これには3つの要素があります。きれいに洗うこと、紫外線を防御すること、そして乾燥を予防するために保湿剤を塗ることです。アトピー性皮膚炎で、もっとも重要なスキンケアは乾燥の予防で、それは皮膚のバリアを保ち、皮膚を強くすることが最重要課題だからです。

健康な皮膚の表皮は、真皮のすぐ上にある基底層から細胞が分裂してどんどん上に上がり、平たくなって角質となり、最後には剥がれて落ちていきます。この角質の下あたりに、外界からの細菌などを通さない防御壁、いわゆるバリアができます。バリアの厚さはわずか0.02ミリ。食品用のラップ2枚分の厚さしかありません。ですから、アカスリタオルなんかで何回も擦ると、すぐにこわれるでしょうし、引っ掻いたりすれば、穴がいっぱいあいてしまいます。

　バリアがこわれたり、穴があくと大変です。そこからいろんなものが入ってきて、さまざまな障害を起こします。乾燥してバリアに穴があいているこの状態が、じつはアトピー性皮膚炎の患者さんの病態なのです。

　穴があいているからアレルゲンなど異物がどんどん入ってくるし、反対に水分はどんどん逃げて、ますます乾燥します。すると痒くなって、掻いて掻き壊してしまう。それがアトピーなのです。以前言われていたような、アレルギーの体質があるからアトピーになるというよりは、皮膚が乾燥しやすい体質があるので、アトピーもアレルギーも起こしやすいという考え方が、今は主流です。

　ですから、皮膚の乾燥をきちんと防がなくてはなりません。それこそスキンケアの役割なのです。多少乾燥気味の乾皮症の状態からきちんとスキンケアをしていたら、ひどいアトピーにならずにすむのです。

　治療にステロイドを使っている人も、スキンケアが本当に

大切です。湿疹がなくなったら、『もういいや』と何もしない人が多いのですけれど、湿疹がまた出ないようにする予防として、保湿剤を塗ることが、じつは重要なのです。その指導がこれまで充分にできていませんでした。だから、半分以上の人が保湿剤を塗っていません。これはきちんと指導してこなかった我々皮膚科医の責任です。スキンケアをきちんとしていれば、こわい合併症のカポジ水痘様発疹症も出にくいし、おなじ合併症であるこどものミズイボも出にくくなります。スキンケアの実行を、これからの常識にしてください」

　先生の話が佳境に入ります。

「いま、アトピー性皮膚炎の治療では、従来からのリアクティブ・トリートメント以上に、プロアクティブ・トリートメントの重要性が叫ばれるようになりました。皮膚に穴があくと、そのリアクションとして、治療としてクスリを塗る、これがリアクティブ・トリートメントですが、その穴がなくなっても、いつかまた開くかもしれないので、週に１度でも２度でもクスリを塗っておこうというのがプロアクティブ・トリートメントです。

　それには副作用を起こしにくいものが不可欠で、具体的には多くの保湿剤のほか、先のプロトピック軟膏がきわめて有用です。なぜなら、プロトピックの分子量は822.03で、正常な皮膚で吸収される最高分子量は約500ですから、症状のある穴のところでは吸収されても、正常な皮膚では吸収されないからです。そうして塗っておくことで、目に見えない穴

をいつも防いでくれている可能性があるのです」

最後に、江藤医師は次のようなことを言いました。

「湿疹に悩んでいる人たちを前に、こんなことをいうのはおかしなことかもしれませんが、私の気持ちとしては、皆さんにアトピー性皮膚炎という病気を、人生の重大事のように捉えてほしくないのです。ときどき湿疹が出たって、いいじゃないですか。ときどき痒くなってもいい。それより勉強なり仕事なり、全身全霊をかけて取り組まねばならないものが、必ず人生にはあります。それに取り組み、それを自分が納得できるかたちで成就することを、人生の目標にしてほしいのです。

アトピー性皮膚炎に対する戦略は決まっています。中等症以上のアトピーには、症状に合わせたステロイド外用薬に、保湿薬と痒みをおさえるための抗アレルギー薬や抗ヒスタミン薬の内服が基本のセットです。

軽症なら弱めのステロイドか、あるいはプロトピックと保湿剤の治療で、ごくごく軽いアトピーなら、保湿薬だけでいい状態をキープする、ということです。これを実行すれば、ふつうの人とほとんど変わらない皮膚の状態になり、おなじような生活を送ることができます。私たち皮膚科専門医を信じてください」

このあとアトピー教室は、患者からの質問に答えたり、患者同士が話し合ったりして、和やかな雰囲気のうちに6時過ぎに終わりました。ともすれば孤独になりがちな、患者同士

の交流を深め合うことでも、役に立っている教室なのです。

このような「教室」は全国の皮膚科で行なわれているほか、患者団体である「日本アレルギー友の会」などでも同様の学習会が行なわれています。もし現在行なわれているアトピー性皮膚炎の治療で疑問があれば、積極的に参加することをお薦めします。(ただし、患者団体には、紛らわしい名前の、「脱ステ」を薦める団体もあるので、よく気をつけてください)。

どの施設でいつ開いているかは、お近くの専門機関でお尋ねになれば、教えてくれます。また、皮膚科専門医の名簿は、日本皮膚科学会のホームページの「皮膚科専門医マップ」で公開されていますから、専門医を探すときの参考にしてください。

では、江藤医師の言うアトピー治療の基本戦略、ステロイド、プロトピック、保湿薬、抗アレルギー薬や抗ヒスタミン薬について、順に述べて行くことにします。

コラム

コラーゲン入りの化粧品

　皮膚のハリを保ち、肌と関節の柔軟性を保つというので、女性に人気のコラーゲンですが、このコラーゲンの分子量は 3000 〜 5000（サプリメントに使われるコラーゲン・ペプチドの場合）といわれており、肌に塗っても、コラーゲンの形のまま吸収されることはありません。では食べればいいか、といえば、これもだめです。

　コラーゲンは、アミノ酸がつながったポリペプチド鎖が３本螺旋状になった構造をしているタンパク質ですから、食べると体のなかでさらに小さなアミノ酸やペプチドになって、消化、吸収されます。そのあと、私たちの体は、吸収したアミノ酸を使ってタンパク質の合成を行ないますが、その際、コラーゲンに再合成されるかどうか、さらには、再合成されたコラーゲンが、目的の顔の皮膚や関節に使われるかどうかは、全く決まっていません。

　厚生労働省の健康食品の安全性・有効性情報などをみても、コラーゲンは食べても塗っても、直接的に美肌とか関節に期待している効果が出るかどうかは不明というのが、現在の科学的知見です。しかもコラーゲンは、体質によってはアレルギーを誘発する可能性が示唆されていて、食物アレルギーのある人や妊娠・授乳中の人が、過剰な量のコラーゲン食品を摂取するのは避けるべきです。

第 2 章
ステロイド外用薬の塗り方と減らし方

万能のクスリ、ステロイド登場

　そもそもの始まりは、第二次大戦中のことでした。兵士の戦闘能力を高める特効薬を探していたドイツで、副腎（左右の腎臓の上にある小さな臓器）皮質組織の抽出物をマウスに投与したところ、身体能力を劇的に高めることが発見されたのです。その情報を聞きつけたアメリカは早速、国を挙げての開発プロジェクトを立ち上げます。その後、パイロットに投与すると、酸素の少ない高度でも酸素欠乏になりにくいことが判明したため、さらに開発に拍車がかかりました。

　戦時中には間に合いませんでしたが、アメリカがドイツより先に大量生産に成功したその抽出物——ステロイドを、1948年にリウマチで寝たきりだった13歳の少女に与えたのです。すると、少女は起き上がったばかりか、ベッドの横で踊り出した。……これが今も伝わる「リウマチの奇跡」です。この様子はニューヨーク・タイムスで報道され、ステロイドは一躍「魔法のクスリ」となり、その2年後、ステロイドの開発に携わったケンダル、ライヒシュタイン、ヘンチという3名の医師がノーベル生理学・医学賞を受賞したのです。

　ご存じと思いますが、ステロイドという名称は、筋肉増量のドーピングが報道されるときに登場します。ステロイドとは、ステロイド核という化学構造を持った物質の総称で、糖質コルチコイド、ミネラルコルチコイド、性ホルモンの3種があります。アトピーなど病気の治療に使うのは糖質コルチ

コイドですし、筋肉増強剤としてのステロイドは、性ホルモンのうち、男性ホルモンの骨格をもとに作られたものです。

ステロイド、正式には「合成副腎皮質ステロイドホルモン剤」は、もともと体内で作られている副腎皮質ホルモンを化学的に合成して、効き目の持続時間を延ばしたり、吸収を良くすることで、何十倍も効き目を強くしたものです。

このクスリを投与すると、自然に分泌される量より多くを与えることになるため、どの薬物よりも強い抗炎症作用と免疫抑制作用を示します。サイトカインといわれる炎症に関係する物質の産生＊を抑える一方で、リンパ球の機能をも抑制する、この２つの作用を併せ持つクスリは、ほかにないといわれています。

しかも、身体中のほとんどの細胞にステロイドの受容体がありますから、クスリとして投与（内服）すると、あらゆる臓器に伝わり、さまざまな薬効が得られます。関節リウマチをはじめ、膠原病などの自己免疫疾患や、炎症の強い潰瘍性大腸炎、アレルギー関連の花粉症や喘息、ひどいめまいを起こすメニエール病や喫煙者に多い慢性閉塞性肺疾患（COPD）など、免疫反応が過剰になる病気や炎症が起こるすべての病気の治療に効果があります。それが「20世紀最大の発見」とか「奇跡の万能薬」といわれる所以なのです。

そして、1953年にステロイド外用薬が初めて認可され、アレルギー疾患であるアトピー性皮膚炎にも使われるようになり、1979年までにすべてのランクのステロイドが揃った、

というわけです。

*産みだすこと。細胞で物質が合成・生成されること。

ガイドラインがやっとできた

　ステロイドとプロトピックを治療の中心に据えたアトピー性皮膚炎診療ガイドラインは、日本皮膚科学会が2000年に作ったものです。

　繰り返しになりますが、当時はメディアを通じて広まった「ステロイドを使うと、アトピー性皮膚炎の炎症がかえってひどくなる」というステロイド・バッシングが荒れ狂い、魔女狩りのようにステロイドを使って治療する医師が名指しされたり、「脱ステ」というでたらめな治療で、ステロイドを急にやめた結果、いっそうひどくなった皮膚症状に苦しむ患者が、ひっきりなしに診察室を訪れてくるような状況でした。

　そこで、日本皮膚科学会は、世界中の皮膚科医のコンセンサスとなっているアトピー性皮膚炎の治療の姿を、「標準治療」として、医師と患者双方に示したのです。

　大きな目的は、ステロイド外用剤の適正な使用が、正しいアトピー性皮膚炎の治療法であることを患者に説明し、ステロイドに対する誤認と現場の混乱を鎮めることでした。「脱ステ」は論外としても、ステロイドを使った治療をしている医師のなかにも、保湿薬はあまり使わないほうがいいとか、ステロイドはなるべく少なく使うという医師がいたりして、患

者をいたずらに迷わせていたからです。残念ながら、このように言う医師はいまでもまだおります。

医師たちが混乱した大きな原因の一つは、ステロイドが1960年代から、ほとんど野放しにされていたことでした。皮膚につける外用薬は医師の処方箋なしに薬局で買えましたし、副作用について何の知識もない医師が、患者に何の説明をすることなく、外用薬ばかりか内服薬まで出していたのです。

しかも、皮膚科医にとって十八番だったはずの外用薬の塗り方の基準が、当時全くなかった、ということも混乱に拍車をかけました。その反動が、ステロイド・バッシングというとんでもない強い逆風となって、医師側に襲いかかってくる

コラム

アトピーって何？

アトピーとは、ギリシア語の ATOPOS（場所が不特定という意味の a-topos）が語源となって 1923 年にできた言葉です。「奇妙な」「不思議な」「とらえどころのない」という意味で、1933 年、サルツバーガーというアメリカの皮膚科医が、それまでさまざまな病名でよばれていたものを、ひとつにまとめて、「アトピー性皮膚炎」と呼ぼうと提唱したのです。

「奇妙な」といわれるように、なぜ起こるのかなど、はっきりわかっていないことも多いのですが、最近ではアレルギー体質とは別の、皮膚が乾燥しやすい体質が大きく関わり、それがアトピーの原因だといわれるようになってきています。

ことになったのです。

　この間、「脱ステ」を謳う医師と悪質な民間療法がメディアを賑わし、アトピー業者は治療効果の全くない高額機器や健康食品を、いったいどれだけ患者に売りつけてきたことでしょう。心ない医師と無責任なメディア、そして悪質な民間療法によって、アトピー性皮膚炎の患者たちが翻弄され続けてきた時代だったのです。

　その反省の上に立って作られたこのガイドラインは、「標準治療」としてのステロイド外用薬の塗り方などを、実にくわしく具体的に紹介しています。また、そこに出ている症状は、アトピー性皮膚炎に苦しむ患者にしかわからないものが多く、このガイドラインが、患者目線を重視した立場にあることをなによりも証明しています。

　蛇足ですが、「標準」という言葉を時々、誤解している向きがあるので注意してください。標準というのはスタンダードという意味で、松竹梅の「竹」──普通レベルというニュアンスはありません。もっといい治療があるのではなく、標準治療こそ、もっともいい治療なのです。

精神的バックアップの大切さ

　ガイドラインに出ている「標準治療」とは、多数の専門医がアトピー性皮膚炎に効果があると認め、実際に、たくさんのアトピー性皮膚炎の患者が良くなっている治療です。

第2章 ステロイド外用薬の塗り方と減らし方

　その根底には、看護師も含めた医療スタッフが、使用するクスリの適切な使い方や副作用について充分に説明し、患者が納得した上で主体的にその指導内容を実行するという、患者も参加する医療が実現されなくてはなりません。ところが往々にして、治療現場では、医師と患者のコミュニケーションがしっかりとれておらず、信頼関係が築けていないことが多かったのです。

　アトピー性皮膚炎は、強い痒みや皮膚症状が、悪くなったり良くなったりを繰り返す慢性疾患です。繰り返しているうちに、一生治らないのではないか、もっと悪くなるのではないかと、患者は不安になります。長期間ステロイド外用剤や痒みを抑えるための抗アレルギー薬を使いますが、その効き目に驚いて、こんなに効くクスリは怖いと思い、何か副作用が起こるのではないか、クスリ漬けになるのではないか、今のクスリが効かなくなって、もっと強いクスリになってしまうのではないかなどの不安を抱えながら、日々の療養にあたっています。

　しかも、誰がのんでも、内服薬なら結果は大差ないでしょうが、外用薬の場合は、おなじクスリを使っても、塗る場所、塗る量や、塗る回数や期間によって、まったく結果が違ってきます。さらにいえば毎日、クスリを塗ること自体、のむ内服薬にくらべて、ずっと大変ですし、さらに、適切なクスリを適切な量、適切な場所に塗らないかぎり、皮膚の病変は治らないのが、外用薬の特徴なのです。

そんな特徴を知り、患者を精神的にバックアップする説明が、なにより医師には要求されます。その説明に心から納得できることが、本当の治療のスタートであり、指示された量や期間を守って症状が良くなれば、さらに厚い信頼関係をつくることができます。

　ガイドラインに示された治療の3本柱は、「クスリによる治療」「悪化要因の検索と対策」「スキンケア」ですが、アトピーの専門医は、それに「精神的バックアップ」を加え、重視しています。皮膚は心を映すといわれ、事実、ストレスが悪化すると、アトピーも悪化します。しっかりとコミュニケーションをとることで、患者のメンタルな面のサポートをすることが大切です。それができた治療現場こそ、ガイドラインが描いた、患者自身が主体的に参加するアトピー性皮膚炎治療の姿なのです。

　それがいま、治療の現場で少しずつ実現されています。

必ず治る病気

　「アトピー性皮膚炎は、増悪・寛解＊を繰返す、掻痒のある湿疹を主病変とする疾患であり、患者の多くはアトピー素因をもつ」

　＊増悪：病状がさらに悪化すること。
　　寛解：病状が好転し、臨床的にコントロールされた状態。

　ガイドラインにあるアトピー性皮膚炎の定義です。解りや

すくいえば、遺伝的にアトピー性皮膚炎になりやすい体質を持っている人が、いろいろなものに刺激された結果、皮膚に湿疹とよばれる痒いぶつぶつがくりかえしできる病気だということです。

皮膚科では昔からおなじみの、おとなになれば自然に治るこどもの病気でしたが、いまでは、こどもがアトピーという病名を医師から告げられると、治らない病気になってしまったとか（遺伝が関わることは事実ですが）、自分の育て方がわるかったのか（妊娠中の食べものが原因でアトピーになることはありません）と落ち込むお母さんが多いのです。

これもまた大きな問題で、アトピー性皮膚炎の周りには、そのような間違った情報が特にたくさんあります。その間違った情報を信じ、一生治らないとか、治りにくい難病だと思い込んだ患者が、さまざまな「治療」を試みてしまい、その「治療」が原因で症状が悪化しても、我慢しなくてはいけないと思いつめ、さらにひどくなったりします。その結果、会社にも学校にも行けずに引きこもり、ついには自殺まで考え実行してしまう、そこまで追い詰められてしまった患者も、少なくありません。

しかし、アトピー性皮膚炎そのものが治りにくくなったわけではありません。そうみえてしまうのは、いろいろな誤った情報が錯綜して、病気に対する理解に歪みが生じ、治療する医師とコミュニケーションが充分にとれていないため、治療の効果があがっていないからです。

ステロイドなどを使って正しく治療すれば、痒みのない生活を送ることができ、それとともに、アトピーと気づかれない程度に皮膚の状態もよくなります。それが専門医の考える「治療のゴール」です。

　正確を期すため、その状態を「寛解」と呼び、アトピー体質は残りますとか、完治はしませんなどと、よけいなことを付け加える医師がいます。まるで不治の病かのように感じられるその一言が、どれだけ患者を苦しめたか、言いっぱなしの医師は知りません。体質が残っていてもいい、皮膚の状態がよくなっていればそれでいい、なぜそう言えなかったのでしょう。

　事実、アトピー性皮膚炎の患者の多くは、乳幼児期に症状が出ますが、小学校の高学年か中学生くらいまでに、多くの人の症状がなくなります。思春期に再発したり、新たに発症する「成人型アトピー性皮膚炎」もふえていますが、そのような人も、中高年までにかなり症状が落ち着きます。つまり、アトピーはしぜんに、時間がたてば、「かなりよくなる」「治ったとおなじようになる」のです。

　もちろん、アトピー性皮膚炎の患者の皮膚は、乾燥しやすく刺激を受けやすいので、湿疹が良くなったあとも、スキンケアが必要です。そのスキンケアでも、高価なものを使う特別なものではありません。女性ならふだん化粧水や乳液を使っているでしょうし、男性用の化粧品も豊富になってきて、若い世代なら、ふつうにしている毎日のフェイスケアとおな

じように、からだもケアすればいいという、それだけの話なのです。

江藤医師が推奨しているように、アトピー性皮膚炎であっても、もちろん化粧をしていいし、運動をしても構いません。

ケアから始まる

具体的な治療の前に、長い前ふりで申し訳ありません。

しかし最初に、こんな小難しいことを書かなくてはいけないことが、アトピー性皮膚炎治療がおかれている悲しい現状を端的に物語っています。

大いにお化粧をしましょう

アトピー性皮膚炎、とくに成人型と呼ばれる思春期以降に多いタイプは、痒いだけでなく、外見に症状がでてしまうのが特徴です。以前は化粧なんてご法度。炎症の起きている皮膚になにかをつければ悪化させるだけ、という意見が主流でした。しかしいまは、症状がコントロールできているときならお化粧オーケー、ただ安全で敏感肌に配慮したものを使うこと、というのが常識になりつつあります。

素肌のままで人前に出るのは、女性にとってつらいことです。もし、メイクで気になっている皮膚の赤みやニキビなどがカバーできれば、どんなに気持ちが安定するか計り知れません。

保湿ケアをしたうえで、化粧するのは何の問題もありませんから、ぜひ、皮膚の状態にあったメイクアップの方法を身につけてください。

一時のステロイド・バッシングはなくなりました。あれほど盛んだったアトピービジネスも、ターゲットを妊娠している女性にかえたという説もあり、少々影を潜めたかのようです。しかし、ステロイド不信や忌避は、今でも「常識」として残っていて、患者から「ステロイドだけは使わないで」という言葉を言わせ、事態を深刻にさせています。

　標準治療を始めるには、その元となっているステロイドへの誤解を解いておく必要があるのです。

　標準治療は、
1．「クスリによる治療」
2．「悪化因子の見極め」そして
3．「スキンケア」という順番で進んでいきます。

　とくに専門病院には、非常に悪化した状態で来られる患者が多く、まずステロイドとプロトピックを使って、苦しんでいるひどい炎症をコントロールし、その後、患者の皮膚炎を悪化させている因子を見極めるという順番にならざるをえません。

　原因への治療は、悪化因子の見極め、つまり検索と対策になりますが、これは言うほど簡単なものではありません。ダニやハウスダスト、ストレス、ペット、あわない化粧品など、多くの原因で起こるアトピー性皮膚炎の場合、検査で単純にわかるものではないし、わかったとしても、患者の日常生活に密接に関わっていますから、一律に取り除くことができるものでもないからです。

じっさい会社や学校の「ストレス」が原因の一つとわかっても、どうしようもないでしょう。ですからＱＯＬ、生活の質を落とさない範囲内で、可能なものは取り除いていきますが、原因の完全除去を神経質に考えるのではなく、あくまでも「可能なものは」という制限付きでの実行となります。

　それよりはるかに重要なことが、「アトピック・ドライスキン」とよばれる、アトピー性皮膚炎の患者の皮膚の特徴を知った上での対処、すなわちスキンケアです。

　多くの患者の皮膚は乾燥してバリア機能が低下し、炎症が起きやすくなっています。敏感肌とか乾燥肌といわれる状態です。

　乾燥した皮膚は、痒みを簡単に引き起こし、そこでつい掻いてしまうと、さらにバリア機能が壊れて、ダニや花粉などの刺激が簡単に皮膚の内部にまで侵入します。このように無防備で、たくさんのアレルギー要因のなかで暮らしているのが、アトピー性皮膚炎の患者です。ですから、ステロイドなどの外用剤とならんで、保湿剤を使ったスキンケアが、治療のもう一つの大切な柱となるのです。

　スキンケアで壊れたバリア機能を補うことができれば、クスリの効果が高まるだけでなく、感染や症状の悪化も防ぐことができます。女性にとっても男性にとっても、正しいスキンケアの習慣づけは、美肌作りになるとともに、患者自身にしかできないアトピー治療の柱なのです。

アトピック・ドライスキン

　皮膚という「臓器」の重要な働きの一つは、角質などの表皮が担っている水などを内部に通さないバリア機能です。このバリア機能があるから、ダニやホコリなどの外敵が入らないばかりか、いくら表面が乾燥しても、内部の水分が蒸発しないようになっているのです。

　皮膚は、いちばん上に表皮という細胞層、その下に真皮、さらにその下に脂肪組織という構造になっています。その表皮のいちばん表面にある角質層という特殊な層が、アトピーでは大きな役割をしています。

　角質層はちょっと透明感のある組織で、カルシウムとセラミドとスクアレンという皮脂でできています。特にセラミドという脂質は、角質層の細胞と細胞のすき間を満たしている角質細胞間脂質の約半分を占めていて、外部からの異物の侵入を防ぐとともに、皮膚の表面をしっとりとさせる保湿作用も併せてもっています。

　このセラミドがアトピー性皮膚炎の患者では顕著に減っていて、その結果、細胞と細胞の間にすき間ができています。そのため水分が逃げやすくなって、皮膚が乾燥してしまうのです。赤みやブツブツがなくて、一見正常にみえる部分でも、多くはこの乾燥肌（ドライスキン）の状態になっています。

　乾燥肌では、湿疹の原因になるようないろいろな物質、アレルゲンが表皮の中に入りやすくなっていますから、炎症が起きていないときでも、こすったり、汗をかいたりというちょっとの刺激でも、強い痒みをひき起こします。

　高齢者では、老人性乾皮症といって、とくに冬場には皮膚が乾燥して、すぐ痒くなってしまうのはご存じでしょう。セラミドが加齢とともに減少したためで、痒みを予防し、少しでも皮膚のバリア機能を回復させるには、保湿剤を使うアトピー性皮膚炎のスキンケアで、皮膚の乾燥をふせぐことが有用なのです。

第2章 ステロイド外用薬の塗り方と減らし方

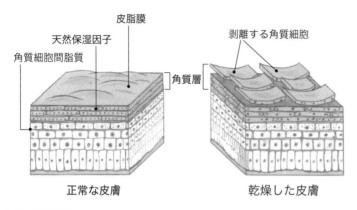

天然保湿因子
角質層にある低分子のアミノ酸や塩類などを指す。NMF（ナチュラル・モイスチャーライジング・ファクター）といい、水分をつかまえて離さない性質がある。

皮脂膜
皮脂とは皮脂腺から分泌される脂質のことで、汗などと混じり合って皮脂膜となり、水分の蒸発を防いでいる。

角質細胞間脂質
セラミドなど、表皮で作られ、角質細胞同士の隙間を埋めている脂質のこと。角質細胞をくっつける接着剤の役割とともに、水分をサンドイッチ状にはさみこんで、逃がさないようにする働きもあるといわれている。

ステロイド外用薬の塗り方と使うときのポイント

　ステロイドは使う上で、いくつか注意しなくてはいけないところのあるクスリです。それらを患者が知っておかなくてはいけない「常識」として、これから紹介していきます。

1. 適切な「ランク」のステロイドを、医師から指示された場所に、指示された量を塗る(広げる)のが原則。
2. 「ランク」は湿疹の面積ではなく、皮疹の重症度で決めます。
3. 体の場所や年齢によって、クスリの吸収率が違うのを考慮して、クスリを選びます。顔や頸には1ランクさげたクスリを使い、乳幼児にも1ランクさげたものを選びます。
4. 薄く、少なく、擦り込むのは最悪。ぜったいにやってはいけません。
5. 塗るときは多めに、広めに。基準はフィンガー・ティップ・ユニット(FTU)で、皮膚に直接のせてやさしく広げます。
6. 塗り心地が一番大事ですから、軟膏が嫌なら、クリームなど、ほかの剤型のものを使いましょう。
7. 症状が治ったかどうかを決めるときには、自分の手で触った感じを大切にしてください。見た目で、湿疹がよくなっているところも、指で触れて必ずつまんでみること。もしそれで、固いところがあるなら、治りきっていませんから、塗りつづけてください。
8. 皮膚の炎症が治りきっていないときに、ステロイドを塗る

ことをやめると、かならず状態が悪化します。これは当り前のことで、世に言われる「リバウンド」でも、ステロイドの「毒」がでているわけでもありません。
9. 医師の指示どおりに塗っていれば、ゆっくりですが、ステロイドの量は減り、ランクも弱いものに次第に変わっていきます。これが本当の意味の「脱ステ」で、「ゆっくり減らす」──漸減が、基本の「キホン」なのです。

a. 皮膚症状の重症度によるステロイドのランクの違い

　まず、どのステロイドを選ぶか、です。それは医師が患者の「皮膚の症状そのものの重症度を診る」ことで決めていきます。

　効き方によって、ステロイドには非常に強い
Ⅰ群「ストロンゲスト」から、
Ⅱ群「ベリーストロング」、
Ⅲ群「ストロング」、
Ⅳ群「ミディアム（マイルド）」そして、おだやかな
Ⅴ群「ウィーク」まで5段階のランクに分かれています。

　これを皮膚の症状に合わせて使い分けます。

　ステロイド外用剤にははっきりした副作用（誤解が多いので後述します）がありますから、炎症のひどいところには強いもの、炎症が軽いところや経皮吸収の高いところには弱いものと使い分けます。それは副作用の影響を最小限に抑えながら、治療の効果を最大限に高めるためです。

たとえば「痒疹（ようしん）」といって、硬いしこりになったようなところや、「苔癬化」といって、皮膚がごわごわと厚くなって盛り上がり、シワが目立つようなところは、炎症が治らないまま長く続いていることを意味しますので、「ベリーストロング」以上のものを使いますし、少し赤くなってカサカサしているところなら、「ウィーク」と呼ばれている弱いものでいいというのが、治療ガイドラインの大事なポイントです。

　世間でよくみられるのは、「ベリーストロング」を使えばいいと思われる重症な苔癬化の箇所を、一段階弱い「ストロング」クラスでずっと治療している例です。重症の皮疹には強力なステロイドをきちんと使用するのが原則で、小児でよく見られる耳たぶの根元が切れる「耳切れ」も、「ベリーストロング」クラスを使って、早めに抑えたほうがいいでしょう。ステロイド外用薬は切れ味のよさが特徴ですから、その特徴を充分に活用すれば、患者も治療の手応えが得られるはずです。

　また、湿疹の広さと重症度は別物だということも、しっかり知っておいてください。時として、湿疹のできた場所が広ければ重症と思いがちですが、広く拡がっていたとしても、その湿疹が治りやすいものなら弱いステロイドを使うし、狭い範囲の湿疹でも、それが非常に治りにくければ、強いステロイドを使わなくてはなりません。

　湿疹といっても、どこもおなじ程度の湿疹ではなく、治りやすいものと治りにくいものが、おなじ人のおなじ場所の皮

膚でまじり合っています。極端にいえば、その湿疹ごとにステロイドを使い分けなくてはなりませんが、現実には、軽症と重症がどのくらいの割合で分布しているのかを診て、全体的な重症度を決定し、クスリを選んでいきます。

この重症度は、きちんと訓練を受けた皮膚科医の「目」と「手指」で判断します。花粉症などのアレルギー検査でよく測る血液中のIgE*抗体値などは、患者ごとの違いが大きく、実際の皮膚症状と一致しないことが多くて、あまり参考になりません。また、アトピー性皮膚炎の状態をほとんどつくりだす「掻きこわし」の度合いや、その元となる痒みの強さを客観的な判定する検査も、今のところありません。だから、熟練した皮膚科医が、患者の皮膚の状態を「目」でよく観察し、「手」でなでさすり、「指」で皮膚をつまんで、この患者の体のどこに、どのくらいの広さにわたって、どんな皮疹があるのかをみて、重症度を判定するのです。

*IgE抗体値とは、免疫グロブリンEというタンパク質で、これをつくりやすい遺伝的要因をアレルギー体質という。アトピー素因のある人の血中では高値を示すことが多い。

とくに「つまむ」ことは大切で、見た目には湿疹が治って皮膚がきれいになっているようでも、つまんでみると、皮膚の下に硬さが残っていることがあります。それは皮膚に炎症を起こす細胞が残っている証拠ですから、そのようなときにステロイドをやめると、急激に悪化してしまいます。「つまむ」ことで皮膚科医は診断し、予防しているのです。

いってみれば、経験のある皮膚科医は、アトピーを起こしているリンパ球や好酸球などの小さな細胞を、自分の手や指で触れることのできるプロフェショナルといってもいいでしょう。

　皮膚科医がふだん使う医療機器で、格好のいいものはほとんどありません。聴診器すらかけていませんが、多くの皮膚疾患を「目」と「手」と「指」で診断するわけで、信頼できる皮膚科医とは、たとえ診療時間は短かくても、患者の皮膚をじっとみて、しつこいくらい手で触ったりなでたり、指でつまんだりする医師のことなのです。

　判定する順序は、まず、皮膚の湿疹の状態を、赤みをおびたり乾燥している「軽度のもの」と、赤く腫れたり盛り上がって浸出液が出ているような「つよい炎症」とに分け、それらがどのくらいの割合で分布しているのかをみて、全体的な重症度を決める、ということになります。

　「ストロング」という表示が適切か否かという議論が、医師の間にあります。つまり、5段階ある強さのうち3番目、つまり真ん中あたりにあたるものに「強い」という表示をするのは、誤解のもとになるのではないかというのです。実際に、皮膚科医は真ん中のⅢ群を「より弱め」と思い、小児科医の多くは「強い」と思っています。それでは必要な強度のステロイドが選択できません。欧米では、シンプルにⅠ群、Ⅱ群……と呼んでいます。妙な価値観を名称に持ち込んでいない

第2章 ステロイド外用薬の塗り方と減らし方

分、いたずらにステロイドを恐れることもなくなるので、よいのではないでしょうか。

b. 皮膚にできた湿疹の重症度

患者の皮膚には、いろいろな皮疹ができます。重症度を決めるとき、次のような皮疹がどのようにできているかの診察が大切です。ガイドラインに出ている皮疹がどういうものか、少し解説します。

「丘疹(きゅうしん)」というのは小さなドーム状の盛り上がりです。中心がジクジクしていると漿液性丘疹といいます。また、「痒疹結節」はフジツボのような大きめの、とても痒いしこりです。「鱗屑(りんせつ)」はカサカサとフケや糠のように細かく角質が落ちる状態で、「痂皮(かひ)」とはかさぶたのこと、掻き壊した後にできます。「膿疱」は掻き壊して二次感染を起こした状態で、なかが化膿しています。「糜爛(びらん)」はジクジクした浅い表皮の欠損、「潰瘍」は深い表皮の欠損で、なかなか治りません。「掻爬痕」は引っ掻いた傷跡で、この数でかゆみの強さが判断できます。また「紅斑」は赤く腫れている状態で、炎症が続くと皮膚の色が黒くなり、これが「色素沈着」で、掻き壊しがひどくて皮膚の色がぬけるのを「色素脱失」といいます。

1. 重症……「高度の腫脹・浮腫・浸潤ないし苔癬化を伴う紅斑、丘疹の多発、高度の鱗屑、痂皮の付着、小水疱、びらん、多数の掻爬痕、痒疹結節などを主体とする」(ひどい腫れやむくみ、カサカサ、皮膚が厚くなっている状態。多数のブツ

ブツや、かさぶた、水ぶくれができて、じゅくじゅくした状態)ですから、→ベリーストロングかストロングクラスのステロイドを使い、効果が得られなかったときは、塗る場所を限定してストロンゲストを使う。

＊ステロイド外用薬の薬効ランクと一般名／商品名

薬効	一般名	代表的な商品名
Ⅰ群 ストロンゲスト	クロベタゾールプロピオン酸エステル	デルモベート
	ジフロラゾン酢酸エステル	ジフラール、ダイアコート
Ⅱ群 ベリーストロング	モメタゾンフランカルボン酸エステル	フルメタ
	ベタメタゾン酪酸エステルプロピオン酸エステル	アンテベート
	フルオシノニド	トプシム
	ベタメタゾンジプロピオン酸エステル	リンデロンDP
	ジフルプレドナート	マイザー
	アムシノニド	ビスダーム
	ジフルコルトロン吉草酸エステル	ネリゾナ、テクスメテン
	酪酸プロピオン酸ヒドロコルチゾン	パンデル
Ⅲ群 ストロング	デプロドンプロピオン酸エステル	エクラー
	デキサメタゾンプロピオン酸エステル	メサデルム
	デキサメタゾン吉草酸エステル	ボアラ、ザルックス
	ハルシノニド	アドコルチン
	ベタメタゾン吉草酸エステル	リンデロンV、ベトネベート
	フルオシノロンアセトニド	フルコート
Ⅳ群 マイルド	プレドニゾロン吉草酸エステル酢酸エステル	リドメックス
	トリアムシノロンアセトニド	レダコート
	アルクロメタゾンプロピオン酸エステル	アルメタ
	クロベタゾン酪酸エステル	キンダベート
	ヒドロコルチゾン酪酸エステル	ロコイド
	デキサメタゾン	グリメサゾン、オイラゾン
Ⅴ群 ウィーク	プレドニゾロン	各種プレドニゾロン軟膏、クリーム

(アトピー性皮膚炎診療ガイドライン2015より改変)

＊お使いになっているのがジェネリック医薬品のときには「一般名」をみてください。主成分に該当するものが見つかるはずです。

2．中等症……「中等度までの紅斑、鱗屑、少数の丘疹、掻爬痕を主体とする」（赤い斑点やカサカサ、ぶつぶつが少しあり、引っ掻き傷があるような状態）ですから、→ストロングないしマイルドのステロイド外用薬を使う。

3．軽症……「乾燥および軽度の紅斑、鱗屑などを主体とする」（かるい赤みやカサカサ、乾燥状態のとき）には、→「マイルド」か「ウィーク」のステロイド外用薬を使う。

4．軽微……「炎症症状に乏しい乾燥症状主体」（乾燥しているが、炎症がない）状態ですから、→ステロイド外用薬は使わない。

c、年齢や体の部位による異なる吸収率を考慮して選ぶ

どのステロイドを選んだらよいかというもう一つの基準が、「年齢や皮膚の場所によるクスリの吸収率の違いを考慮する」ことです。

私たちの皮膚は、場所によって角質の厚さが違います。どんなに厚い面の皮の持ち主でも、踵はその百倍も角質が厚いのが普通です。

そんな手のひらや踵などの厚いところは当然、吸収率が悪く、逆に、顔や首の前面などは角質がうすくて、吸収率が高くなっています。だから、顔にはⅢ群の「ストロング」以上のものを出さないのが原則のように、塗る場所によってクスリの強さを変える必要があるのです。診療ガイドラインに「吸収率のいい顔面や頸部には効果のある適切な量を短期間使用

し、漸減、間歇投与、タクロリムス（プロトピック）軟膏への変更などを考える」と書かれている通りです。

　診察のあと、医師から何本もの、違ったステロイドが処方されることでしょう。そして、そのときには必ず、ここにはこれ、ここにはこれという指導が具体的に行なわれるはずです。その注意を聞き流すことなくしっかり守り、処方されたクスリを指示されたところに、指示された量を塗るようにすることが、アトピー性皮膚炎治療の要諦です。

　顔用に処方されたステロイドを、体に塗っても効果がないことがありますし、逆に体用のステロイドを顔に塗ると、毛細血管が拡張して赤ら顔になるなどの副作用が起きやすくなります。

　また、成人よりも幼児の吸収率が高いことも、充分考慮しなくてはなりません。幼児には成人の選択基準よりも１ランク弱いものを使うのが常識です。

　ただ、乳幼児でも、皮膚の炎症が強いときには、「強い」ステロイドが選択されます。そのときはこわがらず、医師の指示通り塗るようにしてください。効き目が強い分、塗る期間も短かくてすみます。

　安全性を考えるからでしょうか、そんなとき小児科ではよく「アンダーム」という非ステロイド系の外用薬を処方することがありました。しかし、このクスリはステロイドではないものの、とてもかぶれやすいのです。だから、ずっとアンダームを塗っていると、アトピーではなく、アンダームかぶ

れのために、ますます顔が赤くなってしまうこともあります。そんなわけでアンダームは発売中止になりました。

　要約しますと、手のひらや足の裏にひどい病変がでたときには「ストロンゲスト」のデルモベートを使いますが、それ以外なら、大人ではマイザーとかアンテベートという「ベリーストロング」クラス、顔面や頸には1〜2ランク下の「マイルド」のキンダーベート、こどもでは「マイルド」のリドメックス、を使うのがふつう、ということになります。

　部位によるステロイド外用薬の吸収率の違いは、症状がでやすいひじの裏側を1としたとき、次の通りです。

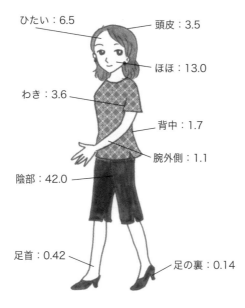

（アトピー性皮膚炎診療ガイドライン2015より改変）

d. 薬剤のかたち（剤型）に注意して上手に使う

　一口にステロイドといっても、軟膏ばかりではありません。クリームやローション、ジェルやスプレー、さらにはテープ剤もあります。

　外用薬を長く使うためになんといっても重要なのは、塗り心地のよさです。よい塗り心地でないと長続きしませんから、軟膏のベタベタ感がどうしても気になるという方はローションやクリームにしてみるのもいいでしょう。ただし、ローションはおなじランクでも効き目が弱い場合があり、保湿効果も少なめです。医師と相談して決めてください。

　また、広い範囲に塗るときは伸びのいいクリーム、髪の毛が邪魔になって塗りにくい頭皮にはローションとか、冬は乾燥しやすいので軟膏、汗ばむ夏はクリームタイプなど、場所や季節によって剤型を変えるのもオススメです。スプレー剤は手が届かないところや、痛みがあって、軟膏やクリームが塗れないところに使います。

　テープ剤は、透明なテープの中にステロイドが含まれたクスリです。治りにくい湿疹や、亀裂ができて痛みのあるところに貼ることで、患部の保護ができます。また、密封するので、角質部分がふやけ、吸収量がふえた結果、クスリの効果も高まります。おなじ成分なら軟膏やクリームの数倍、吸収量がふえますので、こすれやすい指先や、皮膚が厚くて固い足の裏、手のひらには、塗るタイプより炎症を抑制する効果も大

きく、お勧めです。

e. 多めに、広めに塗るのが基本

　さて、目の前にステロイドのチューブがいくつも並びました。主治医が選んでくれた、今のあなたの状態にあったステロイドです。すぐ塗ればいいのか……いえ、そうではありません。

　なにより重要な「外用指導」が行なわれていないからです。のめばいい内服薬と違い、外用薬は自分の皮膚に、自分の手指を使って、塗らなくてはなりません。クスリが効くか効かないかは、塗り方にかかっているといっても過言ではないのです。同じクスリを使っていても、塗る場所、塗る強さ（こするのはだめ）、塗る回数、塗り続ける期間によって、結果はまったく違ってきます。

　皮膚科医は、3分診療などと陰口を叩かれながらも、看護師やスタッフといろいろ工夫を重ねながら、患者に、具体的にきめ細かな「外用指導」をするように努めてきました。適切なステロイドを、適量塗ることが治療の根幹ですから、この外用指導はいくら丁寧にしても、丁寧すぎることはありません。

　量の規準は、欧米から導入したFTU（フィンガー・ティップ・ユニット）です。これがステロイド・バッシングのときになかった「塗る量の基準」で、1991年にイギリスのフィンレー医師たちが発表したものです。

やり方は簡単、ステロイドのチューブから、人差し指の第一関節の長さに絞り出します。これを１FTU（0.5g）といい、そのまま湿疹のあるところにのせて、両方の手のひらいっぱいの広さ（手のひら２枚分）に拡げます。

大切なのは、決してすりこまないこと。「皮膚に直接のせて、やさしくひろげる」がキーポイントです。

「うすく、少なく、すりこむ」のではありません。

ときどきお父さんやお母さんが、自分の手のひらに軟膏をのばしてから、べとべとになった手をお子さんの背中などにこすりつけ「塗って」いますが、これでは、親の手のひらに効果の出る塗り方になって、お子さんの皮膚には効果がうすくなります。

また、すりこむのはだめ。すりこまなくても、やさしく湿疹の上に伸ばしただけで、ステロイドはちゃんと吸収されていきます。

もし、お子さんの皮膚症状が、お母さんの手のひら５つ分だったとすると、一回分は2.5FTUですから、５gチューブは４回でなくなるという計算です。

そして大事なことは、１FTUという単位にあまり神経質にならないこと。なぜならFTUは合い言葉で、基本は大雑把でアバウトでいい、ということだからです。

江藤医師は初診の患者には必ず、チューブから１FTUの量を実際にとって、見てもらいます。目の前で量と塗り方の実演をするためです。そして「これを説明したところに、説明

第2章 ステロイド外用薬の塗り方と減らし方

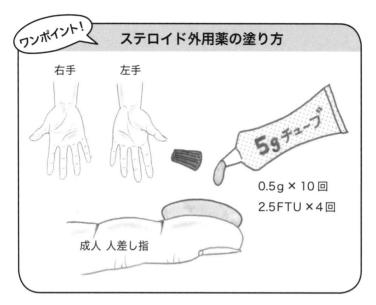

したクスリをチューブからしぼりだして、のせて広げてみてください」と言います。

　基準といっても、測る必要はありません。だいたい5gチューブと10gチューブでは口径もちがいます。それでもおなじ人差し指の第一関節分でいい、という基準なのです。そんな1FTUのステロイドを規準のように広げると、指にねちゃっと吸いつくくらいの感じになります。ティッシュをのせたら、くっつくはずです。ステロイドを塗るどの場所も、その「ネチャネチャ」「ベトベト」になること——多少オーバーめに塗ることを、第一目標とします。それが簡単に自然にできるのが1FTUという基準の、なによりいいところなのです。外用指導を看護師がやっている施設もあります。大変いいこ

とです。だいたい医師よりも看護師には相談しやすく、いろんなことも気軽に話せるからです。看護師は、そこで聞いた情報を医師へフィードバックすることも重要です。

また女性の場合、湿疹が乳房やビキニゾーンなど、男性の皮膚科医には言いづらいし、見せづらい場所にできて、苦しんでいることがあります。そんなときにも女性の看護師になら相談できるでしょう。

江藤医師の病院では、乳頭はオリーブオイルでそっと拭いてからクスリを塗り、亜鉛華軟膏を塗りのばしたガーゼをあてて、ブラジャーで固定しています。

入院して、医師や看護師にステロイドを直接塗ってもらうのも、大いに有用です。炎症を抑えるためには、どれくらいの量を、どのように塗ればいいのかが体験的にわかるからです。

この外用指導を、口で言うだけだったり、印刷物で説明しようという医師や病院も多いようですが、それだけでは不充分なことが多いようです。一度は実際に医師や看護師が塗ってみる場面があるといいのですが……。

外用指導は、もしかすると、「いい医師」かそうでないかのリトマス試験紙になるかもしれません。なぜなら治療の根幹であるステロイドの扱いが、口頭だけというぞんざいな病院に、きめこまかな治療は期待できません。ステロイドの塗り方には、これ以外にも細かな感覚的な注意がたくさんあって、その注意の知識なくして、患者が自身の主治医になるこ

第2章 ステロイド外用薬の塗り方と減らし方

となどできないからです。

江藤医師が患者からよく聞くのは、「先生の言う通りステロイドを塗っているのに、全然よくなりません」とか、「どんどん強いクスリになっていって不安です」という言葉です。

医師は、患者がふだんどのように塗っているのかわかりません。ステロイドがこわくて、医師の指示より少なめに塗っていたら、いつまでたってもよくならないでしょう。これが、もっとも多い「医師の言う通りに塗っていても、全然よくならない」原因です。

もし経験の少ない医師が、そこで、「ここは治りが悪いから、強めのステロイドにしましょう」と診断したとしましょう。すると患者はもっとこわがって、さらに塗る量をへらします。そうすると、治らないから、医師はまたクスリを強くする……こういうわけで、クスリがどんどん強くなる一方で、症状はまったくよくならないという状況が簡単に生まれるのです。

ですから、「今度来るまでに必ずクスリを全部塗ってね」と、いつも江藤医師は言います。半分しか使っていない患者には、「全部使えばよくなるんだよ」と話し、それでも指示通りできない患者には、「使ったあとの空チューブを持ってきてもらいます」と言うのが、江藤医師の実行している「ちゃんと指示どおり塗っているか」のチェック方法です。

すごく改善した患者の空チューブを並べると、量の違いは一目瞭然です。「塗り方が足りないでしょう。次はゴミ箱に

中身を捨ててもいいから、とにかくチューブを全部空にして、私にみせてください」と言うと、ほとんどの患者がきちんと塗って、空のチューブを持ってきてくれます。もちろん、中身を捨てる人はありません。それどころか、せいいっぱい消費しようとするのでしょうか、多くの場合、やや広めに塗ってくれるのです。この「やや広めに」というのも大事なポイントで、皮膚科医の経験として、みえている皮疹のところにだけにクスリを塗っているだけでは、モグラたたきのようで、皮疹が消えては出ての繰り返しになりがちなのです。

ステロイドは多めに、そしてやや広めに。

「不必要なところに塗らないことはもちろんですが、多めの量を塗ってと指導するほうが、ずっと患者さんの生活の質を上げることに役立ちます」と言うのが、江藤医師の結論で、その目安が1FTUなのです。

この外用指導をいかにうまくできるかが、皮膚科医の腕の見せ所です。

f. 触った感じを重視する

量のつぎは場所です。

どこにどのようなクスリを塗るかは、患者にとって大きな問題の一つです。切れ味鋭いステロイドはよく効きますから、皮膚の状態をこまめにチェックしていないと、治っているところに強いステロイドを塗って、副作用が出る原因になるからです。

たとえば、全身に症状のある成人では、最初の2週間は一日20gのステロイドを毎日、全身に塗ってもらいます。この最初の時期を「導入治療」といい、症状がおさまると、2日に1度になり、3日に1度になり、ついには週1回と、塗る回数が減っていきますし、それに比例して、10g、7.5g、5gと、使うステロイドも減っていきます。

その見極めになるのが「さわった感じ」です。

皮疹がひどいときの皮膚は「盛り上がってザラザラ、ゴリゴリ」しています。クスリが効いてくると「平らだけれど、カサカサ」に変わり、症状がすっかりよくなれば「しっとりすべすべ」になります。

つまり、皮膚が「盛り上がってザラザラ、ゴリゴリ」しているところには、処方された強めのステロイドを塗り、数日たって「平らだけれど、カサカサしている」ようになると、弱めのステロイドに替え、「しっとりスベスベ」のところは保湿剤だけにするというのが、基本的な戦略です。

ずっとおなじクスリを塗りつづけたりせず、強さを変え、塗る間隔を変えていきます。もちろん、クスリの変更は、必ず主治医の診察を受けて相談しながら行ないます。そして、診察の時には、硬いところが残っているというのはこういう感じだとか、医学的に正しい「しっとりスベスベ」はこういう状態だということを、主治医とともに自分の皮膚を何度も触りながら覚えていきます。

主治医とともに行なうフィードバックが、皮膚の状態を自

分でしっかりコントロールするためには、実に大切です。このフィードバックをしっかりやってくれる医師こそ、信頼できる皮膚科医の証しです。

　だから、多くの病院では、初診のアトピー性皮膚炎患者には１〜２週間後、必ず来てもらい、治療の進捗具合を診断するようにしているはずです。そのとき、患者にも自分の皮膚をさわってもらい、医師は次のような指示を出すでしょう。

　「ここは完全によくなったから、塗るのをやめてください」
　「ここはずいぶんよくなったけれど、症状が残っているので、弱いランクに代えて、続けましょう」
　「ここはまだ不充分だから、同じクスリを続けましょう」

　これを診察のたびにくりかえしやっていると、患者も自分の皮膚の状態の見方と、クスリの使い分けの仕方がわかってきます。そのうち、ある程度の症状変化にも自身で対処できるようになり、毎日の皮膚の状態を自分でチェックしながら、適切な外用剤を使うという、「セルフ・コントロール」ができるようになるのです。

　セルフ・コントロールは非常に大切です。標準治療をしていても、環境の変化で、症状がぶりかえすこともあります。それがアトピーの特徴ですから、がっかりすることなく、症状にあったクスリを使えば、またよくなります。そのようなことを粘り強く繰り返し、症状の出ない期間を少しずつのばしていく、というのが本来の治療の道筋です。

　だから、ステロイドを塗るのは、朝と晩の２回、「かゆい

ところ」「赤く盛り上がっているところ」「さわってザラザラしているところ」、そして皮膚をつまんだとき「固い部分が残っているところ」が「やわらかくすべすべになるまで」なのです。

g. 初めに強いステロイドでしっかり治してから、徐々にランクをさげていきます

　これはステロイドを使う上で、大切な常識です。アトピー性皮膚炎は、その名の通り、皮膚に起こっている炎症です。燃えあがっている炎症を鎮めるには、初めにどんと強めのステロイドを使って消火しなくてはなりません。そのあと炎症がよくなったことを確認して、ランクを下げるか、塗る間隔をあけていきます。

　現実には、しっかりステロイドを塗っていないことが原因で、炎症がひどくなっているのに、ステロイドは悪いとか効かないと誤解したり、アレルゲンの除去に躍起になっていたりすることが、よくあります。炎症の勢いが強いところに、弱いステロイドを少しだけ使っても、火の勢いが治まるはずがありません。それに火災の原因を調べるのは、完全に鎮火してからでも遅くないでしょう。

　早くやめたいと思うあまり、治りきっていないのに、自分勝手にステロイドのランクを下げたり、まったく塗らなくなってしまうのは、ぜったいにやめてください。江藤医師は、患者によく言います。「あなたが100歳になるまでステロイ

ドを使っても、大丈夫ですよ」と。

　アトピー性皮膚炎の症状は、赤くなったり傷になったりで、見た目でわかりますから、ステロイドの効果も、見た目でわかります。どんなひどい炎症のところでも、朝晩数日間塗ると、かさぶたがとれて赤みがひき、でこぼこしていた皮膚が平らになって、痒みもなくなってきます。すると治ったと勘違いして、クスリを塗らなくなってしまう人がほんとうに多いのです。

　それは医師側でもおなじで、経験の少ない医師だと、皮疹がきれいになったところで治療を中断し、この辺でいいと手を抜いてしまうことがあります。

　すると必ず再発し、炎症がまた現われてきます。患者は痒いために掻き壊し、皮膚が破壊される……こういうことを繰り返していると、皮膚が厚く、硬く、ごわごわとなって、いわゆる「難治性」になっていくのです。

　炎症のところに塗りつづけているかぎり、ステロイドの副作用はほとんど出ません。専門知識をもった主治医が「よくなった」というまで、安心して指示されたステロイドを塗ってください。強めのステロイドで炎症をとり、そのあと悪いところにだけ、適切なランクのステロイドを使って、炎症を抑えるのです。そして、よくなったと思っても、炎症の火種が残っていることがあるので、その確認も、必ず主治医にしてもらってください。

　ここで参考になるのがTARCの値です。江藤医師は自分

自身の炎症の状態を数値で知って患者に治療意欲をかきたててもらう、模擬試験の偏差値のようなものです、と言います。

TARCは、採血すれば、炎症の強さとほぼ一致する数値がわかる検査で、2008年から健康保険で測ることができるようになりました。つまり、治ったと勘違いしている患者にTARCの数値を見せて、この数値が低くなるまでステロイドを徹底的に塗ろうと、指導することができるようになったのです。

成人では500〜700pg/ml以下を目標に、治療を行なう「タルク」とも「ターク」とも呼ぶこの検査は、アトピー性皮膚炎の重症度を客観的に判定できるものとして、いま、大きな注目を集めています。従来のアトピー性皮膚炎の血液検査はIgE抗体をいろいろな方法ではかるものですが、それはいってみればアレルギーの体質を調べているもので、その時点での皮膚の状態を反映したものではありません。その点、TARCは炎症が強い時に大量に出て、炎症が収まるとともに減っていく物質ですから、アトピー性皮膚炎の炎症の度合いをそのまま反映していると考えられます。

患者にとっては、
1. TARC値の正常化という明確な治療目的がもてる
2. 治療目標をもつことで、治療意欲が向上する
3. 炎症の程度を客観的に見ることができ、治りきっていないのに、外用をやめることがなくなる。

医師にとっては、

1. 治療がうまくいっているかの判断指標になる
2. 目に見えない炎症の指標になる
3. TARC値の正常化や低値安定を目標にできる
4. 外用薬の塗り方がうまくいっているかの確認ができる、

双方にメリットがある検査なのです。

月に1度なら保険がきき、3割負担の方で、約1000円で受けることができます。

h. 早くやめようとは考えないこと i

「早くやめようとは考えない」というのも大切な注意です。「アトピー教室」で江藤医師は、ステロイドを最少限にして、できるだけ早くやめようとすることがいかに危険かを繰り返し話しています。

「中途半端はいけません。がっちり塗って、それでもし副作用があったら、すぐ主治医に相談すること」。

半世紀の歴史があるクスリですから、どんな副作用が出るか、そしてそれにはどう対処すればいいか、専門医なら熟知しています。

なにより「すぐにやめないこと」。

痒みが治まれば、ステロイドを減らそうと思う気持ちはよくわかりますが、もしやめた2日目にでも、ちょっとした汗や風のそよぎで痒みが出たら、それは炎症の再発を起こす準備状態と思ってください。ステロイドをまた続けること、FTUにもどって、また塗りはじめてください。

コラム

ステロイドの塗りかた

　ステロイドの塗り方は、朝晩2回が原則です。もし、朝晩2回塗っても痒みを感じるところは、痒みを感じるたびに1日4～5回までなら、塗ってもかまいません。ステロイドを塗って5～10分、がまんしていると、痒みは治まってきます。

・**広いところは手のひらで**

　狭いところなら人差し指でもいいですが、広いところなら手のひらを使ってのばすことが、塗り残しやマダラ塗りをふせぐコツです。

・**弱いものから**

　強さの違うステロイドを塗るときは、弱いものから塗って、別のクスリに変えるときには、一度手を洗ってください。

・**密封療法**

　ステロイドを塗った患部を家庭用のラップで覆い、絆創膏で止めるのが、密封療法（湿潤療法）です。汗で皮膚が潤うとともに、ステロイドを患部にずっと留めることになって、ステロイドの吸収がよくなり、湿疹を短期間に治癒することができます。

・**亜鉛華軟膏重層貼付法**

　患部にステロイドを塗ったあと、リント布や数枚重ねたガーゼに、亜鉛華軟膏を厚さ1～2ミリくらい、バターナイフなどで塗り、これでステロイドを塗った部分を覆って、絆創膏でとめ、包帯でさらに覆う方法を亜鉛華軟膏重層貼付法といいます。ステロイドがよく浸透するとともに、患者が直接、患部をひっ掻くことがなくなります。顔の症状がひどい時には、ステロイドと亜鉛華軟膏を塗った布で「お面包帯」を作り、それを顔につけてもらいます。手で掻きむしることもなく、短期間でよくなります。

そのあと1週間もFTUで塗ったら、かなりよくなります。手で触って、その感覚を確認したら、期間を2倍にのばし、朝晩塗っているクスリを、朝だけにして様子をみます。

　この方法はステロイドの「やめどき」や、つぎのプロトピックとも関連する、患者がもっとも知りたいことの一つ、ステロイドのソフト・ランディングのやり方です。

　ステロイドと保湿剤しかなかった時は、顔面などでは、症状がでたり消えたりの繰り返しになって、いつ止められるのかわからず不安になり、次第にステロイドを塗る量が減って、ひどい皮膚症状を引き起こしていたものでした。

　しかし、いまは違います。顔面や頸部は、強めのステロイドでスタートして、症状をよくしてから、プロトピックに切り替えます。

　体でもおなじで、症状がよくなったあとは、どんなによくなっていても、週に1～2回、プロトピックと市販の敏感肌用ローションや保湿クリームを塗って、いい状態を維持する、これがいま主流となっている「プロアクティブ」の治療法です。

　ステロイドを減らすときも、強さのランクを落とすより、塗る回数を減らす、たとえば一日おきにするほうが、ずっと治療効果の変化もわかりやすいでしょう。そして、そのとき重要なのが「早期治療」、つまり、乾燥肌から少し痒くなったときに、プロトピックに切り替えて、週2～3回使うことです。

ステロイド治療に腰が引けてしまっている医師、看護師や薬剤師、技師、療法士などのコ・メディカルの存在は、もしかするとアトピービジネス以上の問題かもしれません。事実、国立成育医療センターが行なった「アレルギー疾患対策の均てん化に関する研究」によれば、アレルギー専門医ではない内科などの診療科の医師は、ステロイドを塗らなかったり、塗っても軟膏はなるべく薄く塗るという指導をしたり、漢方薬を処方したりする割合の高いことがわかっています。

　また、難治となったアトピー性皮膚炎患者の特徴は、腰が引けている医師のところに通っていて、なんとなく治療していることが多いともいわれています。

　そのような患者は、口癖のように「ステロイドは効かない」と言います。しかし、内実は「ちゃんと効くような塗り方をしていなかった」り、「そういう指導をされていなかった」だけなのです。

　ステロイドは、皮疹の状態にあったランクを、朝晩2回、FTUをまもって、多すぎるかなと思うくらい、たっぷり塗る。そして、皮膚に硬いところがなくなるまで塗り続けるのが原則なのです。

第3章
ステロイドへの誤解と副作用

「アトピー教室」で、江藤医師が生徒たちに質問しました。
「ステロイドがこわいという人に、なぜですかと質問すると、いろいろな答えが返ってきます。これからあげるそんな答えのなかで、ステロイド外用薬が起こした本当の副作用がひとつだけあります。どれかおわかりになりますか？」

1．顔が丸くなります（ムーンフェイス）
2．骨がもろくなります（骨粗鬆症）
3．色が黒くなってきます
4．塗ってから太陽に当たると黒くなります
5．皮膚が象のように厚く硬くなってきます
6．やめると、こわいリバウンドを起こします
7．使い続けると、やめられなくなってクスリ漬けになります
8．使い続けると、効かなくなって、どんどん強いクスリに代わっていきます

　「ほとんどのアトピー業者は、意図的にこんな嘘をばらまき、患者をとりこもうとしてきました。みなさんも、ぜひ、こうした嘘を見抜き、そんな魔の手にひっかからないようにしてください」
　順不同でそれぞれに解答を示します。

第3章 ステロイドへの誤解と副作用

色が黒くなったり、厚く硬くなったりする、というウソ

　よくある誤解です。たしかに黒くなることはありますが、それはステロイドの副作用ではありません。日焼けをすると、最初赤くなって、つぎに黒くなるでしょう。それとおなじで、炎症が治まったあと、黒くなっているだけの自然の姿です。炎症後色素沈着といいますが、多くの場合、時間が経つとともに色は引いていきます。早めに治せば、目立つような色素沈着は起こりません。

　多いのは、ステロイド外用薬の使い方を間違えた結果、黒くなった場合です。ステロイドはこわい、そう思い込んでいるために、しぜんにちびちび塗ることになります。すると、炎症は治まらず、内部でずっとくすぶったままになって、その状態を続けていると、皮膚が黒く、また厚くなります。これは正しい塗り方に変えないかぎり、皮膚の黒さも厚さもよくなりません。

　色素沈着が目立つのは「クビの前部」です。「ダーティーネック」と呼ばれ、アトピー性皮膚炎の特徴の一つになっています。これは炎症が長く続き、掻き壊しがつづいた結果、メラニンという色素細胞から出される色素がなかなかとれなくなったからです。襟あきの大きな服を着るのは少し抵抗があるでしょうが、少し時間はかかるものの、皮膚の状態がよくなるとともに、少しずつ黒みも少なくなっていきます。黒

くならないためにも、ステロイドで早く炎症を抑えることが大切です。

　逆に、皮膚科医が心配するのは、ステロイドを長期間塗っている人にみられる「皮膚が薄く、ぺらぺら」になることです。これは典型的なステロイド外用薬の副作用ですから、起こらないように、弱いクスリに変えたり、塗る回数を減らしたりと、けっこうあの手この手でこの副作用に対処しています。

止めると、こわいリバウンドを起こす、というホラ

　リバウンドとは、使っていたクスリをやめたあと、別の症状も加わって、そのクスリを使う前よりもずっと状態が悪くなってしまうことをいいます。

　次の章に出てくる「酒さ様皮膚炎」では、明らかにリバウンドが起こります。しかし、一般のアトピー性皮膚炎でステロイドをやめたあと、リバウンドが起こることはありません。ステロイド関連のリバウンドでよく見られるのは、内服薬（のむほう）を急にやめたときです。

　ステロイドをのんでいる間は、体の副腎は、つくるのをセーブして休止しています。それを急にやめると、からだに必要な副腎皮質ホルモンが足りなくなり、症状がぶり返して、悪化したりすることがあります。食欲不振、脱力、不安、不眠、ときにはショック状態になることさえあります。これが

本物の「リバウンド」で、内服のステロイドを減らすときは、少しずつ時間をかけるのが原則なのです。急にやめたりはしません。

ステロイドは、服用するのと、皮膚に塗るのとでは、副作用の出かたが天と地ほど違うクスリです。そこを無責任で知識のないメディアやアトピー業者が意図的に混同して、患者を惑わせてきたのです。

ステロイド外用薬は、どんな強いランクのものであっても、血液中にごくごく少量しか入らないことが、多くの研究結果から明らかになっています。非常に強いステロイドを、常識はずれの量を使わないかぎり、副腎機能を抑えることで起こ

コラム

アトピー業者とは

営利を目的とし、ステロイドを中心とする標準治療を否定して、患者を不安に陥れ、「奇跡の特殊治療」などと称して、効果を誇大に宣伝し、法外な料金を請求する業者のことです。

なかにはマルチ商法まがい、詐欺もどきの悪質な業者もいます。治療法として温泉療法、水療法、特殊な茶、健康食品、入浴剤など様々ですが、医学的な根拠はどれもありません。

日本皮膚科学会の調査では、アトピービジネス全盛時、入院したアトピー性皮膚炎患者の44％が、アトピー業者による不適切な民間療法や特殊治療を受けたために症状が悪化しており、そんな入院患者の29％が、症状が悪化したため退学や退社を余儀なくされ、社会からドロップアウトしていたことがわかっています。そして、多額の代金支払いにおわれ、経済的に困窮している人も、けっして少なくなかったのです。

る本物の「リバウンド」は起こしません。

アトピー性皮膚炎でよくいわれるリバウンドとは、使っていたステロイドを急にやめたあと、症状が悪化したことをさします。全身がズルズルの状態になり、リンパ液がダラダラ流れ、身体中から粉がボロボロおち、痒くて一睡もできない……、でも、考えてみてください。炎症が治りきっていないときに、治療をやめれば、症状がぶり返すのは当然でしょう。

弱いステロイドをどんなに長い間使っていても、強目の湿疹は治りません。状態によれば、浸出液がでてしまうほど、ひどい状態になってしまいます。この状態を、アトピー業者は「リバウンド」と呼び、「ステロイドの毒が出ている」といっているのです。

それはリバウンドではなく、不適切な時期にステロイドをやめたことで起こっただけです。第一、「毒」とはいったい何でしょう。ステロイドのことでしょうか。ステロイドは副腎皮質ホルモンのことで、私たちに必要かつ重要なものですし、ホルモンが体内に蓄積することもありません。

「体から毒が出た」という言い方をする業者は、やさしそうな顔をしていても、どんな親切な応対をしようとも、アトピー業者です。そのような業者が、もし「あなたが塗りつづけてきたステロイドが、この子を苦しめているのです」と言っても、鼻の先で笑ってください。また、「免疫力を高める」とか「漢方薬だから体にやさしい」というのも、アトピー業者ですという名刺がわりの言葉です。無視して、近づかない

ように。

使い続けると止められず効きも悪くなり、次第に強いクスリになる、というウソ

　これも真っ赤な嘘です。ステロイドをきちんと使っていると、ステロイド軟膏の量はだんだん減っていき、ランクも下がり、そのうち塗る必要もなくなります。「やめられなくなった」としたら、それは弱いステロイドを使っているため、皮膚の湿疹が治らないからです。つまり、危険な「だらだら使い」になっているのです。

骨がもろくなります、というホラ

　これは長期間、服用した場合に起こる副作用で、外用薬では起こりません。内服の場合、骨が弱くならないように、ビスホスホネートというクスリを一緒に処方します。ガイドライン上では、医師が骨折の責任を負わなくてはいけないといわれるほど、厳しく注意されています。

太陽にあたると色が黒くなる、というウソ

　これはステロイドの薬理作用からいってありえません、というのが答えです。あるとしたら、ステロイドのほかに保湿

剤のワセリンを塗っていて、その不純物が光に過敏にさせたこと。これはワセリン焼けといって、昔はありましたが、精製が進んだ今はありません。

それより太陽に当たって日焼けをすると、アトピーの状態がよくなったという経験はありませんか。もちろん、過度の日光はしわや皮膚がんの原因になるので禁物ですが、アトピー性皮膚炎の治療として、人工光線を照射する「光線療法」もあるくらいです。

顔が丸くなる

問題はこれです。今まで顔が丸くなるのは、ステロイドをのんでいたときに起きる副作用です、と説明してきたのですが、ごく例外的に、塗ったときも起こるとわかって、驚きました。

報告された症例では、乾癬という病気にかかっていた3歳の女の子が、治らないものだから、思いあまってアトピーの特殊治療で有名な四国の病院へ行ったのです。そこではデルモベート(29頁図表参照)という最強(ストロンゲストクラス)のステロイドを、2か月間、塗り続けるという「特殊療法」が行なわれていました。デルモベートを3歳のこどもの全身に塗れば、ステロイド内服薬を1〜2錠のんだのとおなじことになります。しっかり顔が丸くなるムーンフェイスが起こり、あまりにも珍しい症例のため、学会で報告されました。

というわけで、1と2は起こる可能性がありますが、それ以外は起こらないというのが、答えになります。

　「ところが、医師や看護師や薬剤師というメディカル関係者でも、3以下が起こると思っている人があまりにも多くて、ほんと、困ったものです」と、江藤医師は嘆きます。

　困ったことはもう一つ、ステロイドは絶対にいや！　という患者は、語尾が似ている「ヒルドイド」という保湿薬もいや！　と言うのです。それなのに、語尾が抗ヒスタミン薬のような「セレスタミン」は抵抗なく服用します。実は、セレスタミンは、リンデロンという強いステロイドが半錠分も入っている内服薬なのです。

コラム

のんだときにおこるステロイドの副作用

　膠原病やネフローゼでは、ステロイドを長期間のまなくてはならない人が多く、その場合に現れる副作用が詳しく調べられています。代表的な副作用は、

- 肺炎などの感染症を起こしやすい。
- 高血圧、糖尿病にかかりやすくなる。
- 顔が丸くなる、骨がもろくなる。
- 白内障や緑内障を起こす
- 成長を抑制することがある。

　アトピー性皮膚炎に合併しやすい白内障が、以前、ステロイド外用薬のせいだと言われたことがありますが、現在では、その因果関係は完全に否定されています。

また、これは強調しておきたいことですが、アトピー専門医が悪化した患者に、治療として、ステロイドの内服薬や注射薬を奨めることは、まずありません。そのような場合は、入院してもらって外用薬で治療するのが、多くの専門医の治療方針です。内服したときや注射したときの副作用を知っているからです。

ステロイド外用薬の
ほんとうの副作用とは

　では、医学的に正しいステロイド外用薬の副作用には、どういうものがあるのでしょうか。

　それは、ホルモンとして直接皮膚に影響する副作用と、炎症や免疫を抑えたために起こる感染症の副作用との二つにわかれます。

　ホルモンによる副作用では、
- 皮膚が萎縮して薄くなる
- 毛細血管が拡張し、血管が網の目のようにみえる
- ステロイド紫斑がでて、出血しやすくなる
- 特に顔に赤みが増したステロイド潮紅がでる
- 皮膚に妊娠線のような皮膚線条が走る
- その部分の体毛が少し濃くなり、多毛症になる
- ステロイドざ瘡というニキビが出る
- ニキビダニによるニキビが出る
- 酒さ様皮膚炎（顔が赤くぶつぶつする、もっとも激しい副

第3章 ステロイドへの誤解と副作用

作用)になる
- 口の周りが赤く、ぶつぶつした口囲皮膚炎になる
- カサカサ肌の乾皮症になる、で、

　もう一つの感染症の副作用としては、ジュクジュクしたところに塗って、
- 細菌感染を悪化させてしまう
- 水虫を悪化させてしまう
- ヘルペス感染症が悪化する
- ミズイボがふえる、ということです。

　ステロイドには血管を収縮させる働きがあるため、塗ると、その部分の毛細血管がキュッと縮みます。すると、その部分の皮膚が白く見えます。このため、昔は化粧下地に使われたりしましたが、さらに塗っていると、血管が収縮しなくなっ

コラム

ステロイドは高い？

　ある反ステロイド業者のブログに、ステロイドは価格が高いから、医師が盛んに処方するのだ、と書かれていて驚きました。ステロイドの薬価は10gチューブ150~200円で、3割負担では100円もしません。処方する医師にとっても、使用法、副作用を詳細に説明しても、基本は診察料のみです。安いとしか言いようがありません。いったい何と間違えたのでしょうか？

　逆に、こういう昔から使われていて効果も高い薬剤は、加算などをして、採算が合わないなどの理由で発売中止にならないよう、国としてきちんと対策をたててほしいものです。

て、いつも開きっぱなしとなり、皮膚が真っ赤に見えるようになります。ひどいときには頬が真っ赤になります。

　また、ステロイドをたくさん塗ると、真皮の大部分を占めているコラーゲンの増殖が抑制され、その上、表皮も萎縮するので、皮膚全体が薄くなって、軽くぶつけただけで内出血を起こしたり、皮膚が破れて出血するようになります。

　この二つが、ステロイドを塗ったとき、もっとも起こりやすい副作用ですが、ステロイドを塗った人すべてに起こるわけではないし、1カ月以内の外用ではほとんど起こりません。

　というのも、アトピー性皮膚炎の皮膚症状は、顔や肘、膝のくぼみによく出ます。当然、そういうところは頻繁にステロイドを塗ることになるのですが、7〜8年、ステロイドを塗っている人で、「血管の拡張」や「皮膚の萎縮」がみられるのは、5人に1人以下です。その他の副作用は、さらに低い頻度ということがわかっています。そして、皮膚の副作用は、ステロイドを塗るのをやめれば、徐々に消えていきます。

　だから、注意しなくてはいけない副作用としては、ニキビと、酒さ様皮膚炎ということになります。

a. ニキビ

　思春期はとくにニキビの出やすい年頃です。アトピーに加えてニキビが出ると、アトピーの治療がなかなか進みません。ステロイド自体にニキビをつくる副作用があるので、治療中に胸や肩にニキビがたくさんできる患者は珍しくありません

し、マラセチア＊という体に常在するカビが原因で、できるニキビもあります。

 ニキビが悪化したときは、ニキビの治療も始めます。患部にニキビ用の抗生物質などをつけたあと、その部分以外に、ステロイド外用薬やプロトピック軟膏を塗ります。手で触るとアトピーもニキビも悪化しますので、抗アレルギー薬や抗ヒスタミン薬をのみ、痒みも抑えます。

 問題は「保湿」です。アトピーではつねに保湿をしなくてはいけませんが、保湿することでニキビが悪化することもあるからです。現実には、ニキビとアトピーの両方のクスリを出して、患者さんにうまく使い分けてもらうのですが、残念ながら、うまくいかないこともあります。そのときは「まずアトピーをしっかりコントロールしましょう、ニキビは多少出てもしようがないよね」というのが、江藤医師のスタンスです。

 「とくに出たてがよくわからない。小さな丘疹でも、中に膿を持っていればニキビとわかりますが、最初は膿もない、しかし、塗っていくと、真ん中が白くなって膿をもってくる、ということもあります。教科書的に言うことが本当に難しくて、無責任なようですが、経験則で患者さんに、この発疹はステロイドでよくなるものか悪化するものか、というのを覚えてもらい、クスリを使い分けるのがいちばんです」と、江藤医師は、ため息とともに言います。

 ニキビができやすい体質の人は、とくに生理前など、気を

つけてください。ストレスや不規則な生活、便秘で悪化するのは、ニキビもアトピーもおなじです。ニキビが出にくくなる生活を目指せば、アトピー治療も順調に進む生活になります。

*マラセチア：多くのニキビの原因はアクネ菌ですが、背中や胸などにできる、いわゆる「身体ニキビ」の中には、マラセチア菌が原因のことがあります。アクネ菌によるニキビとくらべると、自然治癒の可能性が低いかわり、医療機関で治療をすれば治りやすいといわれていて、治療には抗真菌薬が使われます。この菌が頭皮で増殖すると、女性にもみられる「脂漏性脱毛」の原因にもなるので、注意してください。

b. 酒さ様（しゅさよう）皮膚炎

よくステロイドの副作用と紹介される、いわゆる「アトピック・レッド・フェイス」です。

多くの場合、単純なステロイドの副作用ではないようだ、というのがおおかたの専門医の意見です。もちろん、患者はアトピー性皮膚炎で、自分の顔にステロイドを塗っていました。しかし、塗っているうち、かなり早い段階で、顔の炎症はおさまっていたのかもしれません。それでも、ぶり返すのはいやだと塗り続けているうちに、酒さ様皮膚炎という別の病気が起こっていたという可能性があるのです。

酒さ様皮膚炎はステロイドを完全にやめないと治りません。以前なら、ステロイドをやめると、顔がわーっと腫れて、ニキビのような吹き出物がいっぱい出て、そのうち浸出液も流れるような状態になりましたが、今では、プロトピック軟

膏を、ステロイドを止めると同時に塗り始めることで、爆発的な症状も出ずに治るようになりました。

　本物の酒さ様皮膚炎の症状は、ステロイドを止めると、90パーセントはおさまります。しかし、メディアでよく報道されている症例は、そんなものではありません。それは、酒さ様皮膚炎ではなく、ステロイドの塗布を止めるため、アトピー性皮膚炎の炎症が悪化していて、それを酒さ様皮膚炎と誤診され、ますます悪化しているのではないかと思われます

■ステロイド外用薬が起こした副作用

	2歳未満	2〜13歳未満	13歳未満
頰部の血管拡張	0	2.3	13.3
脇の皮膚萎縮	1.5	5.2	15.8
膝裏の皮膚萎縮	1.9	4.1	9.8
ざ瘡、毛嚢炎	0	1.3	8.2
多毛	0.5	1	2.7
細菌感染症	1.4	2.1	2.5
真菌感染症	1.9	0.6	1.2
酒さ様皮膚炎	0	0.4	3.1
接触皮膚炎	0	0.4	0.8
皮膚線条	0	0	1

（単位はパーセント）

[附] ステロイドが見直されるまで
〜「日本アトピー協会」作成の資料を改編

1960年代 アトピー性皮膚炎黎明期

アトピー性皮膚炎の疾病概念が専門医以外ではまだ確立していなかった時期。湿疹とか、よだれかぶれとして診療されていた。新聞紙上に初めて「アトピー性皮膚炎」という名称が登場したのは1962年1月30日の朝日新聞。

1970年代 ステロイド外用薬の濫用期

5段階のステロイド外用薬が開発され、皮膚科領域で特効薬的にもてはやされる。同時に、皮膚科以外の医師の濫用も始まり、後のステロイド訴訟の下地をつくった。日本では「ストロングクラス」の外用薬が薬局で買えるため、化粧下地によい、と多くの女性が使っていた。

1980年代前半 初のステロイド裁判

濫用の結果、ステロイド外用薬の副作用について皮膚科医の報告が相次いだ。化粧ののりがよくなるからと2年間、ストロングクラスのステロイド外用薬を顔に塗り続けていた女性が、酒さ様皮膚炎を発症し、総合病院と開業医を告訴した。

1980年代後半 厳格食事療法の時代

アレルギー疾患としてアトピー性皮膚炎が扱われ、小児科

医によって、IgEやRAST検査が普及するとともに、治療として厳格な食事療法が始まった。原因として、小児科は食べもの、皮膚科医は皮膚のバリア破壊を強調し、かかる病院によってまったく違う治療方針が示され、患者や家族は混乱した。

また1988年、先のステロイド裁判の和解が成立した。原告の女性は『顔つぶれても輝いて』という手記を発表し話題となる一方、その裁判で、副作用も知らずに処方している医師がいること、ろくに症状の診断もないまま、ただ、ステロイドのランクをあげるだけのお粗末な治療実態が明らかになり、「ステロイド被害」という言葉も生まれた。皮膚科医の多くはより消極的なステロイド外用療法にシフトした。

1990年代前半 ステロイド・バッシングの時代

マスコミがアトピー性皮膚炎を難病扱いし、アトピーのことを書けばニュースになる、といわれた時代。そのきわめつけが衝撃的な「ニュース・ステーション」の内容だった。患者団体が乱立し、全国で立て続けに訴訟が起こり、医療不信が増大、患者団体による「ステロイドを使う医者狩り」的なことも行なわれた。

日本小児科学会で厳格食事制限療法が反省される一方で、皮膚科医以外の執筆によるアトピー出版物が氾濫し、皮膚科医の一部からも臨床検討を欠いた「脱ステロイド療法」が提唱され、彼らは「マスコミ名医」として、寵児となった。ス

テロイド不安と医師不信に陥ったアトピー性皮膚炎の患者や親たちは一斉に民間療法に走り、「ステロイド断ち」の時代に入った。そしてこの頃、アトピービジネス御三家といわれるО社、С社、Т病院の活動が始まった。

1990年代中頃 脱ステロイド美化の時代

テレビ、雑誌、新聞などで脱ステロイド療法がさかんに賞賛され、苦しみの末にステロイドから離脱した患者が、英雄(多くて百人に1人の割合だった)のように紹介された。ステロイド論争が起こった日本皮膚科学会とは別に、アトピー業者からさかんに「ステロイド毒薬説」が流され、「リバウンド現象」という間違った概念が一人歩きし始め、一般に広がった。患者たちの民間療法への傾斜が深刻になる。

1990年代後半 百家争鳴の方法論

小児科医もふくめ、さまざまな分野からのアトピー性皮膚炎治療論が展開されるなか、アトピービジネスがいっそう隆盛となり、被害者も続出した時代。「アトピーは儲かる」の合い言葉で、エステなど保険外療法分野でも増大した。いわゆる「アトピー本」の発行点数も増えたが、ステロイドの副作用の記述はどれも針小棒大で、アトピーが治ったという体験談は、患者本人ではなく専門のライターが書いたものが多かった。

1998年に行なった日本皮膚科学会の「アトピー性皮膚炎・

不適切治療」の実態調査によると、アトピーが悪化して入院した49.5%が不適切治療によるもので、そのうち3分の1が休学や退学、離職、休職を余儀なくされていた。またアトピー患者のアンケートでは、84.8%がなんらかの特殊療法を体験し、1人あたり平均5.1回の経験があった。また、特殊療法に10万円以上つかった人は35.8%、100万円以上つかった人は9.1%もいた。

「つまり、アトピー患者の八割以上が皮膚科医の治療に不信を抱いてアトピービジネスに走り、高いお金を払ったあげく、悪化させて病院に逆戻りしているということだ」(『アトピーの女王』193p 雨宮処凛著)

2000年 ステロイド外用薬肯定の時代

日本皮膚科学会による治療ガイドラインが作成された。ステロイド外用薬が再び肯定され始めると同時に、アトピービジネス駆逐が開始された。日本皮膚科学会内に被害相談FAX設置、弁護士有志による相談窓口もつくられた。アトピービジネス業者から、反ステロイド活動団体への資金供与も明らかになり、患者自身の学習によって正しいステロイド外用薬の功と罪を知らせる重要性が改めて強調された。

同時に、かくもアトピー性皮膚炎の患者に不信をもたれるような医療のあり方に対し、大いに反省しなくてはいけないという意見が、皮膚科医のなかから生まれ、主流となった。

「話を聞かない皮膚科医、なんの説明もしない皮膚科医、

患部をロクに診ることもしないでステロイドを出すだけの皮膚科医、それ以前にとても質問できないような空気を作り出している皮膚科医には、心から猛省をうながしたい」

(『アトピーの女王』171p 雨宮処凛著)

第4章
プロトピック軟膏の登場

1999年、ステロイドにつづくアトピー性皮膚炎に効果的な外用薬が、およそ40年ぶりに発売されました。しかも、このクスリ、実は日本生まれの日本育ちなのです。すぐれた効果から、欧米で「ライフ・チェンジング・メディスン」とも呼ばれるこのクスリこそ、たびたび登場していた「プロトピック軟膏」（タクロリムス）です。

筑波山中から

　藤沢薬品は2005年に山之内製薬と合併して、アステラス製薬となりましたが、まだ藤沢薬品当時のことです。

　長く関西に研究拠点をもっていた藤沢薬品は、1982年筑波学園都市に新しい拠点をつくろうと、研究所の移転・建設を始めました。目的は新しい免疫抑制剤の発見と開発。この分野は1970年末にシクロスポリンが発見されて以来、これというものがなかったからです。

　施設完成までの待ち時間を利用して、探索所員たちは、筑波山近在の山野に出かけ、熱心に土壌採取を続けました。土壌採取は新薬を発見するための基本作業です。集めた資料は、完成した研究所で、1983年から混合リンパ球反応という新しい方法で分析し、新しい免疫抑制物質はないかと、研究に邁進しました。

　そして、カビ約8000株、真菌と細菌の中間的な生物である放線菌約12000株の培養液をスクリーニングしたところ

で、やっと放線菌 No.9993 株の培養液に、強力な反応を呈する物質があることを発見しました。これが FK506（Fujisawa Kaihatsu）で、免疫反応やアレルギー反応に重要な働きをするサイトカインという物質が、リンパ球のT細胞でつくられるのを強力に抑えることがわかり、開発終了後にタクロリムス（頭文字のTはつくばという意味）と命名されたのでした。

タクロリムスは当初の計画どおり、「プログラフ」という一般名で、1991年末に日本で承認され、1993年4月、世界に先駆けて、肝臓や腎臓の移植のときに、拒絶反応を抑える免疫抑制剤として、日本での新薬製造の承認がおり、アメリカでも1994年4月におりました。

シクロスポリンとほぼ同等の免疫抑制力をもち、はるかに軽微な副作用しかもたらさないタクロリムスの特徴は、治験当初から、アトピー性皮膚炎への適用が注目されていました。

ただ、その場合、注射や内服ではなく、外用薬のほうが安全で使い勝手もいいので、タクロリムスの外用薬が開発され、治験にまわされたのです。それが「プロトピック軟膏」（0.1％製剤）でした。

その治験の成績はすばらしく、1999年6月に承認がおり、11月から世界に先駆けて発売を開始しました。いま、プロトピック軟膏は「免疫調整外用剤」という新しいジャンルに分類されています。

この成功を知った世界中の薬品メーカーは、多数の研究員を筑波山に送ったといわれています。そしてさまざまな物質

が分離されましたが、タクロリムスを超えるものは、ついに発見されなかったのです。

ステロイド外用薬との違い

　効果の点からいいますと、ステロイドはリンパ球でサイトカインが作られるのを抑制するとともに、リンパ球以外の細胞にも作用して、その働きを抑えますので、正しい使い方をしないと、皮膚が薄くなったり、血管が拡張して赤くなったり、多毛になったりという、皮膚の副作用が、とくに人目につく顔や頸に起きやすいのが特徴です。

　その点、プロトピックは、働きがある程度リンパ球に限定されているので、使いはじめの「刺激感」をのぞけば、皮膚の副作用はほとんどありません。皮膚が薄くなったり、多毛になったり、血管が拡張したりもしません。それでいて、効き目の強さは、ステロイド外用薬の「ストロング」から「マイルド」クラスにあたります。「中」くらいの強さということで、皮膚がごわごわした苔蘚化や、かゆみの強い痒疹には、効果が少ないようです。

　江藤医師の話にあったクスリ分子の「大きさ」も、重要な違いです。分子の小さなステロイドは、バリアがこわされた病的な皮膚のみならず、健康な皮膚からも吸収されます。そのため副作用が起こるのですが、分子の大きなプロトピックは、健康な皮膚では内部に入っていきません。

当然、塗り方も違ってきます。ステロイドは湿疹のあるところにのせるようにして塗りますが、プロトピックは湿疹のあるところを中心に、指と手のひらで広く塗りのばすのが基本です。まわりの健康な皮膚まで塗っても、クスリの成分は吸収されず、副作用がでないからです。

　これも使い勝手のいいところで、アトピーの炎症がおさまると、いったいどこに炎症があったのか、クスリを塗る場所がわからないということもありました。しかし、プロトピックでは、その辺りに適当に塗っておけばいいのです。

　また、ステロイドのようなホルモン作用による副作用がありませんから、目のまわりや頸、顔にも塗ることができます。さらに、痒みを抑える効果もあること、やめたときにも急激な悪化がないことも、ステロイドとの違いです。

　ステロイド外用薬は、アトピー性皮膚炎治療の基本です。しかし、副作用がでたりして、長期間塗らなければいけないときや、顔や頸に塗るときには、ランクを下げたり、塗る回数を減らすなど、加減がかなりむずかしいクスリでもありました。それがプロトピックを併用することで、わるいときにはステロイドでしっかり治し、ある程度よくなったら、プロトピックに切り替えて、いい状態を保つということができるようになったのです。

　いまプロトピックがいちばん使われるのは、ステロイドの副作用が起きやすい顔や頸と、副作用がでているところに湿疹があるときにも、よく使われます、使っているうちに、湿

疹が良くなるとともに、徐々にステロイド外用薬の副作用もよくなっていきます。

プロトピックを塗る基準は、ステロイドとおなじで、おとなの人さし指の第一関節の長さを1FTUとして、これを手のひら二つ分に塗り広げます。1回の使用量は5gまで。1日10gまで使えますが、5g使えば、かなりの範囲の湿疹に塗ることができます。

使用量の制限は、大量に塗ったとき、皮膚から吸収される薬剤で全身的な影響がでる可能性が否定できないため、厚労省の指導でつけ加わったものですが、568人の患者に1日20gもの外用薬を1年以上つづけた臨床試験でも、全身的な影響は1例もありませんでした。1日10gも塗ることが長期間つづくことは、実際にはほとんどありません。そのような必要がでてきたときは、腎機能の血液検査で、状態をモニターします。

プロトピック軟膏を使うときは

使ったことのある患者が口を揃えて言うのは、塗ったときの「灼熱感」です。

個人差もありますが、多くは「皮膚の刺激感」という言い方では、大いに不足があると言います。そんなものではなく、じっさい塗ったところが、2〜3日間はひりひりピリピリ、燃えるような感じになるのです。

第4章 プロトピック軟膏の登場

　しかし、あまりにひりひりするというので、水などを浴びてはいけません。逆に灼熱感が倍増してしまいます。シャワーを浴びて大変なことになった患者がいました。

　この灼熱感は塗ったあと1時間前後で現われ、30分くらい続きます。いったん治まっても、風に吹かれたりすると、またぶり返しますが、その状態は、どんなに長くても1週間で治まりますから、その間は我慢してください。

　興味深いことに、健康な皮膚にプロトピックを塗っても、なんともありません。ピリピリは皮膚の炎症だけが反応しているためで、2～3日使っているうちに感じなくなるのは、炎症が治まってきたからです。つまり、プロトピックを塗って、もしひりひりピリピリするようなら、そこの部分の炎症が治りきっていない、なによりの証拠なのです。

　このピリピリは、顔や頸に使ったときに多く起こり、その湿疹の赤みが強く、ひっかき傷や表面の皮がむけている糜爛が多いときに、さらに強く感じることがわかっています。そのため糜爛がたくさんあるときは、2～3日はステロイドを使って状態を落ち着かせてから、プロトピックに切り替えることもあります。

　目の周りは、炎症がおきやすく、冬場にはカサカサになりやすいところです。しかし、ステロイドを目の周辺に塗っていると、眼圧が上がり、緑内障を起こす危険性がありました。そのため、かなり慎重に、こわごわ使わないといけなかったのですが、このプロトピックには、眼圧をあげる作用はあり

ません。

　綿棒につけて、まつげのそばまで塗っても大丈夫です。目にしみて、涙が出ることもありますが、そのようなときには、保湿薬を薄く塗った上からプロトピックを塗ること。それでも我慢できないときには、「糜爛」のときのように弱いステロイドで炎症をおさえたあと、プロトピックを塗ればよいでしょう。

　ただ、ニキビのところには塗らないようにしてください。悪化することがあります。

　注意することはもう一つ、プロトピックは免疫系に作用するクスリですから、紫外線の影響を考えて、強い日差しを避けてください。といっても、日常生活では全く問題ありません。海水浴やスキーに行くときだけ、塗るのを控えればいいでしょう。長時間にわたって屋外で日光を浴びなければ大丈夫です。

　禁忌となっているのは、妊娠している人や、その可能性のある女性です。使っているとき、もし妊娠がわかったら、ステロイド外用薬に切り替えます。

治療戦略を変えたクスリ

　このプロトピックは現在、2歳以上なら誰にでも使うことができますが、1回に使用する量と、1日の使用量の上限は

第4章 プロトピック軟膏の登場

年齢と体重によって異なりますので、主治医に相談してください。

強調したいことは、このプロトピックの登場によって、アトピー性皮膚炎治療の戦略が、大きく変わったということです。

たとえば、顔面いっぱいに湿疹がでているような時は、思い切って強いストロングか、ときにはベリーストロングのステロイドを「お面包帯」に塗って、早く炎症を抑えます。そして、ある程度よくなったら、ステロイドをランクダウンします。

つまり、リドメックスをキンダーベートにおとして、ヒルドイドローションでスキンケアをするのです。

プロトピックがなかった時代は、キンダーベートを10倍に希釈して使っていました。しかし、希釈してもステロイドの副作用を起こす力は変わりませんので、クスリの変更がうまくいかず、炎症がぶり返してしまう人が少なくなかったのです。

今はちがいます。お面包帯を使うのは変わりません、よく効きますから。それでよくなったら、スキンケアとプロトピックに切り替えます。湿疹が治らないところにプロトピックを使うと、ほんとうに滲みますから、よくなってから使います。そして顔全体にプロトピックを塗っていきます。

プロトピックはわるいところだけに吸収されます。健康な皮膚にも塗ることになりますから、経済上は「むだ」かもし

れませんが、そんなことを言うのは、アトピー性皮膚炎が重症化したときのつらさを知らない人だけです。無視しましょう。血中濃度もほとんどあがりませんから、全身的な副作用は皆無です。

そして、そのままプロトピックとヒルドイドローションを塗りつづけ、皮膚の状態がよくなっても、プロトピックを1週間に2〜3回塗りつづける、これが「プロアクティブ・トリートメント（療法）」と言い、もっとも新しいアトピー性皮膚炎治療の概念です。

やっとここまで治療が進歩したのです。

コラム

プロトピック軟膏のメリット、デメリットと使い方の例

メリット
- 痒みをおさえる効果がある
- ステロイド外用薬のような副作用がない
- 健康な皮膚からはほとんど吸収されない
- 使用を中止してもリバウンドはない

デメリット
- はじめのうち、塗った直後に強いひりひり感がある
- 顔や頸に比べると、腕、脚やからだに塗ったとき、効果の現れるのが、やや遅い
- おできやトビヒができやすくなる

使い方の例
- 最初の1週間は朝晩2回塗る
- 2週目になると、1日1回塗るようにする
- 3週目には、1日おきに1日1回
- 4週目には、2日おきに1日1回
- 5週目には、3日おきに1日1回
- 6週目には、4日おきに1日1回塗ります。

という具合に減らしていきます。

＊保湿薬は、プロトピックを塗る、塗らないにかかわらず、1日2回は必ず塗る必要があります。

リアクティブ療法
(再燃した時に再使用してコントロールする方法)

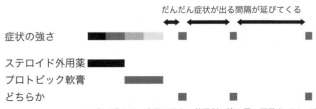

よくなってきたら、ランクダウンして様子をみます。さらに、よくなってきたら、ステロイドを塗るのをやめて、また症状が出てきたら、再び塗り始めます。保湿剤はずっと塗りつづけます。

プロアクティブ療法
(スキンケアにステロイド、プロトピックを定期的に塗って、維持する方法)

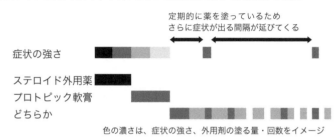

色の濃さは、症状の強さ、外用剤の塗る量・回数をイメージ

　プロアクティブといっても、ニキビ薬のCMではありません。症状がよくなっても、すぐにステロイドを止めるのではなく、回数と量を減らしながら、症状がなくても週に1～2回、出やすい場所にプロトピックを保湿剤とともに塗りつづけるという新しい治療法です。難しく言うと、「寛解維持療法」のひとつといっていいでしょう。保険適応になる日はすぐだと思います。

第5章
治療としての保湿剤とスキンケア

ステロイド、プロトピック軟膏（タクロリムス）の次は、「保湿剤」の出番です。

　アトピー性皮膚炎患者の皮膚は、ふだんから乾燥していて、バリア機能が壊れています。そのため、起こっている炎症をステロイドやプロトピックで抑える一方で、皮膚の乾燥を防ぎ、バリア機能を回復させなくてはなりません。それが「スキンケア」の大きな目的で、そのための武器が保湿剤です。

　江藤医師は、「症状のないときのスキンケアこそ、アトピー性皮膚炎治療のポイント」と言います。それなのに、スキンケアや保湿は、アトピー性皮膚炎の患者から、少々ないがしろにされているようです。症状のあるときでも、25％の人がスキンケアをやっておらず、症状がないときにいたっては88％の人が、まったくスキンケアをしていなかったのです。

　保湿剤は、炎症の有無にかかわらず、1日2回塗ることが推奨されています。状態がよくなっても、塗りつづけるわけです。ステロイドやプロトピックより、はるかに長くつきあうことになるこのクスリについて、まず、その秘められた保湿の効果から、お話ししていきましょう。

保湿剤でアトピー予防

　国立成育医療センターの大矢幸弘医師たちは、両親や兄弟に1人以上のアトピー性皮膚炎患者がいる118人の新生児を2群に分けて、片方には1日1回保湿剤を全身に塗り、もう

片方は、乾燥した局所にだけワセリンを塗って、半年間観察し、アトピー性皮膚炎の発症率をくらべました。(この場合のアトピーの診断は、4週間以上つづく痒みや湿疹の皮膚症状があったとき、としました)

すると、全身に保湿剤を塗った(スキンケアをした)グループでは19人、局所だけ塗った(特別なスキンケアをしていない)グループでは28人がアトピー性皮膚炎を発症しました。つまり、スキンケアすることで、アトピー性皮膚炎の発症率を約3割減らしたとともに、湿疹やアトピー性皮膚炎を発症した赤ちゃんは、同時に卵の感作*をうけていた、すなわち、卵アレルギーを発症しやすいことも明らかになりました。

* 感作(かんさ)アレルギーを発症する一つ手前の状態

アトピー性皮膚炎の発症を防ぐため、皮膚が乾燥したと感じる前に、保湿剤を塗る習慣が大切で、結果としてアトピー性皮膚炎になるリスクを3割減らすことができたわけで、これが保湿剤の秘めている力の一部です。

この、アレルゲンの感作のことでつけくわえると、アトピーの赤ちゃんは、食物だけでなく、たくさんのIgE値が高くなっているのが特徴です。

乾燥してバリア機能が落ちている肌のまま、絨毯や床をハイハイしていれば、当然、ハウスダストもダニもペットの毛も、みんな体の中に入って、アレルゲンとなるでしょう。そ

の結果ですから、妊娠中のお母さんが卵や牛乳をやめても意味がありません。

アレルギーの前に乾燥肌があり、皮膚のバリア機能の喪失があって、それがアトピー性皮膚炎発症に大きな影響をしていることを、この上なく雄弁に示唆するものとなったのです。

ちなみに、成育医療センターが使っていた保湿剤は、「２ｅ（ドゥーエ）」という保湿剤です。

保湿剤の種類１〜油でコーティング

保湿剤には「皮膚からの水分喪失を防ぐ」ことと「皮膚の水分を保つ」という二つの役割があります。

水分喪失を防ぐには、皮膚の上に脂でコーティングすればいいのです。代表的なのは「ワセリン」で、皮膚の表面に油膜をつくり、水分が蒸発するのを防いでくれます。純度の違いで、白色ワセリン、プロペト、サンホワイトという種類があり、とくにプロペトは刺激性を少なくし、べとつきをなくした使いやすいタイプです。赤ちゃんにも安心して使える保湿剤という広告は、けっして間違いではありません。また、椿油やオリーブ油、ひまわり油なども、皮膚に脂質を与えることで乾燥を防ぐものです。

第5章 治療としての保湿剤とスキンケア

コラム

白色ワセリン、プロペト、サンホワイト、そしてプラスチベース

　はじめの3種の違いは純度でサンホワイトが一番純度が高く、純度が高いほど肌には「やさしい」と言っていいでしょう。また、純度が高いほど劣化しにくく、薬剤がのびやすく、使いやすくなります。

　白色ワセリンは柔らかいものもありますが、概して硬いものが多いのが特徴です。原料は石油ですが、使っても大丈夫。むしろ、安全性をかわれて、ほかの薬剤の基剤に使われているくらいですから、安心してお風呂上がりに使ってください。値段も高くありません。ただし、サンホワイトだけは医師が処方できず、このなかでは値段も高めです。

　また、べとつくとか、硬いから塗りにくいワセリン系が苦手という人には、パラフィンを原料としたプラスチベースという流動パラフィン95％に、ポリエチレン樹脂5％をくわえたものがあります。流動パラフィンはベビーオイルそのもので、安全です。

　さらに、冬場に目の周りが乾燥してカサカサしたとき、目の際まで保湿剤を使おうと思う人は、目に入っても安全なプロペト、サンホワイト、プラスチベースを選んでください。

保湿剤の種類2〜水分もとじこめる

一方、水分をひきよせて、持続的に皮膚に潤いを与える効果がある「ヒルドイド」(ヘパリン類似物質製剤)やケラチナミンなどの「尿素含有軟膏」は、どちらかというと、皮膚が水分を逃がさないように、水分保持を助ける効果が目立つ保湿剤です。

とくに尿素配合の軟膏やクリームは、アトピー性皮膚炎の皮膚の乾燥やかるい炎症症状を改善させる効果があり、バリア機能を改善させたという報告があるほど、その効果について定評があります。ただし、乾燥のつよいところや、赤みがあって悪化しているところに塗ると、滲みるという難点がありますので、注意を要します。皮膚が厚く硬くなったところには適しています。

さらに、やけどや皮膚潰瘍の治療に使われる「アズノール軟膏」も、抗炎症作用のあるアズレンのほか、ワセリンも含まれていますので、保湿性があります。浸出液が出ているときに使われる、白色軟膏と流動パラフィンを基材とする「亜鉛華(単)軟膏」には、消炎作用と皮膚保護作用があって、保湿剤として使うこともあります。そのなかでも、酸化亜鉛が主体の「サトウザルベ」は、基材が菜種油と蜜蝋ですから、亜鉛華軟膏よりも塗りやすいのが特徴です。

市販の保湿剤にもいいものがあります。それが「セラミド」です。もともと角質に含まれる脂質ですが、その不足が皮膚

の乾燥の一因と知った臨床医からの強い希望でつくられたといわれています。このセラミド配合の保湿剤は、尿素配合と同等、あるいはそれ以上の保湿効果をもち、乾燥を改善させる効果があります。ただ、医療機関から処方されるクスリではなく、市販品を買うしかありませんので、多くのものはやや高価です。

　以上のような保湿剤には、軟膏やクリーム、ローションなどの剤型があります。冬場の乾燥しやすいときや、しっかり保湿したいときは軟膏やクリーム、夏場や頭皮、また広範囲に塗るときには、べたつかず手早く塗れるローションが適しています。大切なことは、保湿を継続することです。

　この保湿薬を使って皮膚の乾燥を防ぎ、バリア機能を正常に保つスキンケアは、アトピー性皮膚炎の「標準治療」であり、症状の改善と悪化を繰り返すこの病気では、症状が重いときだけでなく、軽いときも、また、症状がなくなったときでも、保湿薬を塗るスキンケアが大切です。

クリームタイプの保湿剤

　保湿剤にはクリームタイプが目立ちます。のびやすく、べたつきも適度で、使いやすいからですが、このクリームタイプに2種類あることはご存じでしたか？

　使い心地がいいのは、油分と水分を混ぜて作られているからで、乳化というこの混ぜ方に、2つのやり方があります。

ひとつは「水中油型」。Oil in water ですから、o/w 型と略されます。水のなかに細かな油の粒が散らばっているというイメージでしょうか。食品でいえば牛乳、生クリーム、マヨネーズで、多くの外用剤がこのタイプです。バニシングクリームともよばれます。特徴は、

- 肌に浸透しやすい
- テカリが少ない
- のびがいい
- 水にすぐ流れる、というものです。

もうひとつは「油中水型」。Water in oil で、略称は w/o 型です。食品でいうとバターやマーガリン。コールドクリームと呼ばれ、o/w 型にくらべると、

- 肌への浸透が弱い
- 少しテカり、ベタつく
- 伸びが多少わるい
- 水ではオチが少しわるい、ということになります。

水中油型の外用剤 (o/w 型)	油中水型の外用剤 (w/o 型)
パスタロン ヒルドイドクリーム ネリゾナクリーム ケラチナミン軟膏 ウレパール ザーネ軟膏 ユベラ軟膏	パスタロンソフト ヒルドイドソフト ネリゾナユニバーサルクリーム

使用感は少しおちますが、それでも残っているのは、刺激が少なくて、保湿力がよいからです。

この違いは、クスリを混合するときに重要で、軟膏に水中油型クリームを混合すると、乳化がこわれて、薬効が発揮できなくなるからです。

冬の寒いときは、しっかり保湿剤を塗って、乾燥を防がなくてなりません。広めに塗るには、保湿剤を少し多めに指の腹にとり、何箇所かにつけてから、手のひら全体を使って、表面にまんべんなくのばします。皮膚のしわは、だいたい体軸に対して、横方向に走っていますので、できるだけしわに沿って、塗りのばせばいいでしょう。

保湿薬を塗るのは入浴後がいちばん

清潔な皮膚を保つためのスキンケアは、入浴、シャワーと、皮膚のうるおいを保つ保湿が基本です。とくに汗をかくと、汗の中の栄養分で細菌が繁殖し、炎症を起こします。

ですから、
- 毎日、シャワーか入浴をする（シャワーは1日2回、石けんを使うのは1回だけ）
- 石けんを使って体を洗う（こすり過ぎは禁物）
- 入浴後、皮膚が瑞々しさを保っているうちに、保湿剤（医薬品でも市販品でもかまいません、使用感のいいものを）を使って、乾燥しているところにまんべんなく、できるだけ

ひろめに塗ってのばし、乾燥を防ぎます。
- 少し多いと感じるくらいの量を塗るのが効果的です。
- そのあと、ステロイドの適量を重ねて塗る。ストロング以上のステロイドなら、1日1回で十分な効果を得られます。保湿薬は1日2回塗り、ステロイドは1日1回、そのうえに重ね塗りすることになります。

　カサカサの皮膚に保湿薬を塗るより、風呂から出たあとの水分をたっぷり含んでいる皮膚に塗ったほうが、保湿効果があがります。できるだけ早く、保湿をしてください。30分もたつと、皮膚は入浴前とおなじくらいの水分量になってしまいます。

　使う石けんやシャンプーは、添加物の少ないものを選ぶことです。とはいえ「アトピー用」と書かれた高価なものがいいとはかぎりません。皮膚は弱酸性ですから、弱酸性のものがおすすめです。

　大切なのは洗い方です。皮膚に過度の刺激を与えないようにして下さい。タオルでごしごしこすったり、石けんを泡立てないまま、からだに直接つけたり、もしくは石けんを使わない、そのような洗い方になっていないでしょうか。

　湯で洗うだけでは、皮膚表面の雑菌や汚れは充分おちませんし、反対にスポンジやナイロンタオルでごしごし洗うのも、皮膚を傷つけ、バリア機能を損なうだけです。

　肌触りのいいタオルを使い、じくじくしているようなところは、石けんをよく泡立ててから、その泡を手のひらにとっ

第5章 治療としての保湿剤とスキンケア

て、やさしくなでるように洗ってください。そのあと石けん分が残らないように、特に耳のうしろやあごの下、脇の下、股間は石けん分が残りやすいところですから、気をつけて洗い流して下さい。

保湿を目的としない入浴剤などは、からだに残るので、使わないほうがいいでしょう。薬用石鹸を使う人がいますが、しばしばかぶれのもとになるので、これもやめてください。長湯や高温のお湯も痒みを引き起こします。

少しぬるめのお湯（37~38度）で、20~30分ゆっくり入浴すること。

まとめると次のようになります。
- 石けんは泡立てネットなどを使って、よく泡立てる
- 液体石鹸の場合は、ペットボトルに入れてよく振ると、しっかり泡立ちます。
- 軽くからだを濡らし、よく泡立った泡を使って、指の腹でしっかりと洗う。
- 関節部のしわをのばすよう、特に膝の表と裏は念入りに。
- 真菌が気になる方は、抗カビ成分配合の洗浄剤もあります。主治医と相談してください。
- 洗ったあと、ぬるめのお湯で充分に汚れと石けん分を洗い流します
- 体を拭くときは、タオルで体を包み込み、押さえるように拭きます。こすらず、優しくが合い言葉です。

入浴後は、皮膚の表面を保護している皮脂膜が洗い流され

ていますので、乾燥を防ぐ軟膏やクリーム、乳液の保湿剤を使って、皮膚をしっとりさせます。

その保湿は入浴後10分以内にすること。なぜなら、風呂上りの潤いたっぷりの皮膚は、約10分後から水分がどんどん蒸発し始め、20分後には入浴前よりカサついてしまうことがわかっているからです。

皮膚がまだ湿っているときに、手早く保湿薬を塗り、そのときには、炎症のないところにも保湿薬を塗る、のが原則です。全体に保湿薬を塗り、そのあとで炎症のあるところにステロイドを塗ってください。

炎症がとても強いときには、まずステロイドを塗り、そのあとに保湿をと、主治医から指導がある場合もあります。そのときは指示に従ってください。

メイクをしているときは、肌に刺激の少ない方法でメイクを落とし、洗顔してから、つぎにクスリをつけてください。

コンタクトレンズをお使いの方は、外用薬がついた指でレンズをさわらないように。朝はレンズを入れてから、治療とメイクをし、夜は入浴直後のスキンケア・タイムの前に、レンズをはずすといいでしょう。

保湿剤を塗るときに

保湿剤はこすらず、優しく手のひらで広げます。関節のところの皮膚はのばし加減にし、目や耳のまわりも忘れずに塗

第5章 治療としての保湿剤とスキンケア

ってください。

アトピーがよくなってからも、皮膚をいい状態に保つ保湿は大切です。しっかり保湿をするほうが、皮膚のトラブルを予防できると同時に、ファンデーションもきれいにのびます。

症状が軽いときは、保湿薬ではなく保湿用化粧品だけでも、いい状態を保つことができます。清潔と保湿のスキンケアも、治療の一環です。

ただ、保湿薬やスキンケア製品による接触皮膚炎（かぶれ）がときどきみられますから、どういう保湿薬を使っているのかを主治医に話しておき、時々は診察をうけてください。

また、アトピー性皮膚炎の患者は、トビヒや水いぼ、ヘルペスという、皮膚の感染症を起こしやすいことでも知られています。いつもとちがう発疹がでてきたら、すぐに主治医の先生によく診てもらってください。

日常生活で無用の刺激をさけることも、広い意味のスキンケアにつながります。たとえば、

- ハイネックのセーターを着ない
- きついジーンズをはかない
- 金属や革製品が直接、皮膚にあたらないようにする
- 素足でスニーカーをはかない。必ず木綿の靴下を。
- おでこに症状のあるこどもに、毛糸のすっぽりかぶる帽子をかぶせない
- 新しい肌着は、水を通してから着る（着せる）

- 洗剤は界面活性剤含有が少ないものを使う
- 下着はできるだけ肌に優しい素材のシンプルなデザインを（レース素材やワイヤーいりのブラジャーによる摩擦刺激はよくありません）。

　赤ちゃんは、口の周りのよだれや食べものをよく拭いてから、保湿剤を塗ります。おむつをかえるときも、お尻を拭いてから、保湿剤を塗ってください。

　爪をこまめに切り、爪先をヤスリで丸めて、掻いても皮膚に傷がつかないようにすることも大切です。

　そして、スキンケアでもうひとつ大切なのが、室内環境を整えることです。それは、別章でとりあげることにします。

第6章
痒みをなくす
―抗アレルギー薬や抗ヒスタミン薬

ステロイド外用薬とプロトピック軟膏、そしてスキンケアを充分に行なえば、多くの場合、湿疹は早期におさまります。ただ、アトピー性皮膚炎の症状は、湿疹だけではなく、強い痒みを伴うことが特徴です。
　「痒みさえなければ、アトピー性皮膚炎治療は難しくない」と、ある皮膚科医は言っていましたが、実際、この痒みが、アトピー性皮膚炎そのものを悪化させ、充分に眠れないとか、日中もぼりぼり掻いてイライラが嵩じることで、患者を精神的に追いつめています。
　「……私の場合は痒さがピークになると全身に鳥肌が立つほどに痒い。（中略）それは表面ではなく、皮膚の下１ミリくらいが猛烈に痒いのだ。よって、思い切り爪を立てて掻きむしり、気がついたら血だらけになっている……」（雨宮処凛『アトピーの女王』13p）
　これは、三姉弟がみなアレルギーをもち、幼いときからアトピーに悩まされて来た著者の雨宮さんが書いた『アトピーの女王』という本の一節です。ここで書かれているように、掻くことさえなくなれば、ステロイド外用薬とプロトピック軟膏でおおかたの炎症は治り、あとは少しかさつく程度の「アトピー皮膚」だけが残ります。スキンケアをつづけていけば、湿疹にはならないでしょう。だから、痒みのコントロールのないアトピー性皮膚炎治療はありえません。
　「よくアトピーの人に『痒いのと痛いのとどっちが辛い？』と聞くと、決まって『痒いほうが辛い』という答えが返って

くる。でも、アトピーじゃない人に同じ質問をすると、決まって『痛いほうがヤに決まってんじゃん』という答えだ。そのたびにいつも私は思う。甘い、お前はまだ本当の痒さを知らないのだ、と」(同書 14p)

　もちろん、湿疹をよくすることも痒み対策になりますが、多くの場合、痒みを抑える治療として、別のクスリが必要になります。それが抗アレルギー薬や抗ヒスタミン薬という飲み薬です。

痒いから掻くのか、掻くから痒いのか

　いったい「痒み」とはどういう感覚なのでしょうか。内臓は痒みを感じません。痒みを感じるのは皮膚だけで、それもどちらかといえば、手が届く範囲の皮膚、ということが多いようです。そして掻くと、気持ちがいいけれど、いつのまにかずいぶんと広い範囲を掻いてしまって、それまで痒くなかったところが痒くなったりもします。それはいったいなぜでしょうか。

　その答えが「イッチ・スクラッチ・サイクル」です。

　イッチとは「痒み」、スクラッチは「掻く」ことで、痒い→掻く→傷つく→炎症が起きて悪化する→もっと痒くなる→さらに掻いて壊すという悪循環のことです。

　バリアのこわれている乾燥肌では、いろいろなものが表皮内に入って「痒み」のきっかけになります。そんなアレルゲ

ンが入ってくると、皮膚のどこにでもいる「マスト細胞」が発見して、なかの顆粒成分を放出します。それは顆粒のなかのヒスタミンが組織中にばらまかれることを意味しますから、「痒み」が起こります。そして、掻き壊すと、傷ついた表皮の細胞から、修復しようとサイトカインと呼ばれる化学伝達物質が出てきて炎症が起き、皮膚炎はさらに悪化して、痒みが増すことになります。

皮膚には、痒み神経が、表皮のすぐ下にまでのびています。痒み神経にはヒスタミンの受容体がありますから、たくさんのヒスタミンが結合して、いっそう「痒み」が増すことになるのです。

アレルゲンが入ってこなくても、皮膚を引っ掻くだけで、マスト細胞はヒスタミンを放出し、痒くなります。

この痒みという感覚は、皮膚を掻かせることで、皮膚のアレルギー反応をさらに増して、一刻も早くアレルゲンを体内から追い出そうという行動なのかもしれません。しかし、あまりいい方法ではありません。引っ掻いて皮膚炎が悪化すると、痒みは増しますし、痒いと仕事や勉強が手につかず、それがストレスとなって、患者を襲います。ストレスがたまると、ますます痒みは増し、さらに身が入らない負のスパイラルに陥ってしまいます。

アトピー性皮膚炎の患者の皮膚には、一つの特徴があります。重症の人は顔全体が赤みを帯び、湿疹が広がっていますが、鼻のところだけは、元の肌のまま白く残っています。ま

た背中には炎症のひどいところとそれほどでないところがあって、ひどいところは左右対称で、ひどくないところとの境界は、線を引いたようにはっきりしています。

これは一体、何を意味しているのでしょうか。

つまり、自分の手で掻いたところだけが、ひどい炎症を起こしているのです。元々はそんなに炎症もひどくなく、痒みも少なかった皮膚を、引っ掻いたことで、ひどい湿疹にしていたのです。

掻く必然性のないところを掻くのなら、掻きやすいところが好都合です。だから、肩甲骨の間のような手が届きにくいところは掻いていませんから、背中の真ん中も肌はきれいなままなのです。

なぜ患者たちは、痒くもないところを、血が出るほど掻きむしるのでしょうか。

なぜ掻くといけないのか

それは、掻くことでストレスの発散ができて、気持ちがよくなるからです。fMRIという器械で脳を調べると、実際、掻いているときには、「喜び」や「快感」の感情を引き起こす脳の報酬系と呼ばれる部分が、活発に活動していることがわかります。そしてヒリヒリするまで掻けば、その痛みのおかげで、しつこい痒みから一時的にでも逃れられます。

しかし、それがもたらす結果は、すぐあなたの身にふりか

かってきます。いくら心が気持ちよくても、体は悲鳴をあげ続けていて、傷ついた皮膚の細胞から、炎症を促すサイトカインという物質や、痒み神経を刺激する物質が出て、皮膚炎は悪化し、痒みはさらに強まります。そして、掻き壊した皮膚はバリア機能を失い、アレルゲンは容易に、かつ大量に侵入して、ちょっとした皮膚の刺激にでも、痒み神経が過敏に反応して、ますます痒くなります。

これが、掻き始めると、まわりの皮膚も痒くなったり、もともと痒かった場所より、ずっと広い範囲を掻いてしまう原因です。

合併症の原因にもなる

成人型アトピーでは、顔の周辺が痒くなります。とくにおでこや髪の生え際、目のまわりが、とても痒くなって、目をこすったりたたいたりして、いろいろな目の病気を起こしてしまうことも、めずらしくありません。

日本眼科医会の発表では、アトピー性皮膚炎の患者の52.5％が「眼瞼炎」、39.5％が「結膜炎」、23.8％が「白内障」、11.6％が「角膜上皮障害」、2.1％が「網膜剥離」という目の疾患を起こしていたそうです。眼瞼炎や結膜炎は、アレルギーのために起こったものですが、白内障や網膜剥離は痒さをまぎらわせるため、目のまわりを叩くことで起こったものです。痒くなったとき、掻くかわりに叩くことを奨励した時代

もありました。

　小学生で白内障や網膜剥離になったアトピーのこどももいて、これらは失明の可能性もあるので、充分な注意が必要です。

　こうした目の合併症をふせぐためにも、痒み対策が不可欠なのです。目に症状のある方は、ぜひ眼科も受診してください。

コラム

ダーティ・ネック

　頸はアトピー性皮膚炎の症状が出やすいところです。こすれたり、引っ掻いたりしていると、炎症後色素沈着によって黒ずんでしまいます。この「しみ」はさざなみのような筋がつき、とても目立ちます。炎症を早く鎮めることが、ダーティ・ネックにならない、最もよい治療法です。そのためにもステロイドやプロトピック軟膏を上手に使ってください。

感染症かも

　いつもの引っ掻き傷ではなく、ひどくじゅくじゅくしていたり、水ぶくれがあったり、膿がでたり、痛みが出てきたときは、細菌やウイルスが感染しているかもしれません。そのときは皮膚炎の治療に加えて、感染症の治療が必要です。

どういうクスリか

イッチ・スクラッチ・サイクルを断つために、皮膚科医が最初に選択するのが「抗ヒスタミン薬」と「抗アレルギー薬」です。

そのほか、免疫抑制剤のシクロスポリンや睡眠導入薬、向精神薬も、痒み対策や、痒みがもたらすストレス軽減などの

主な抗ヒスタミン薬（第1世代）

一般名	代表的な商品名
1. ジフェニルメタン類	
クレマスチンフマル酸塩	タベジール、ラクレチン
クロルフェニラミンマレイン酸塩	ネオレスタミンコーワ
d-クロルフェニラミンマレイン酸塩	ポララミン
ジフェンヒドラミン塩酸塩	ベナ、レスタミンコーワ
塩酸トリプロリジン	ベネン
ヒドロキシジン塩酸塩	アタラックス
ヒドロキシジンパモ酸塩	アタラックスP
ホモクロルシクリジン塩酸塩	ホモクロミン
2. フェノチアジン類	
プロメタジン塩酸塩	ピレチア、ヒベルナ
アリメマジン酒石酸塩	アリメジン
3. 塩酸シプロヘプタジン	
シプロヘプタジン塩酸塩水和物	ペリアクチン

（ポケット医薬品集より）

ために処方されますし、施設によっては注射療法や漢方療法、光線療などが奨められることもあります。まず、代表的な抗ヒスタミン薬からお話ししましょう。

ヒスタミンは私たちの皮膚に多く存在し、外界からの侵入者に対して見張り番のような仕事をしている「マスト細胞」の顆粒のなかにあって、アレルギーの刺激がくると、細胞から飛び出し（脱顆粒と言います）、痒み神経の受容体に入って、痒みや炎症を起こす化学物質です。これを「受け皿（レセプター）」に入らないように蓋をするのが、抗ヒスタミン薬です。

どちらかというと、「今ある」痒みを抑えるクスリで、副作用として、ときどき眠気を誘います。だから、車の運転や危険な作業をする前には、のむのを控えるか、あらかじめのんで、どのくらいの強さの眠気が襲ってくるか、知っておくことも必要です。また、緑内障や前立腺肥大の方には使えません。からだがだるくなったり、のどが渇いたりという副作用も、ときに起こります。逆に、この眠気を利用して、痒さで夜眠れない患者に処方されることもあります。

一方、抗アレルギー薬は、マスト細胞そのものに働いて、ヒスタミンなどの化学物質を出さなくさせ、痒みを起こしにくくするクスリです。

大きく分けると、抗ヒスタミン作用のない、ヒスタミン以外の痒みの原因物質をブロックする酸性のものと、ヒスタミンをブロックするとともに、働きにくくする抗ヒスタミン作用のある塩基性のものがあり、今よく使われているのが、塩

アトピー性皮膚炎に効果のある抗アレルギー薬（商品名）

一般名	代表的な商品名
1. 塩基性抗アレルギー薬 （第2世代抗ヒスタミン薬〜化学伝達物質拮抗薬）	
ケトチフェンフマル酸塩	ザジデン
アゼラスチン塩酸塩	アゼプチン
オキサトミド	セルテクト
フマル酸塩エメダスチン	レミカット、ダレン
メキタジン	ニポラジン、ゼスラン
ロラタジン	クラリチン
エピナスチン塩酸塩	アレジオン
エバスチン	エバステル
セチリジン塩酸塩	ジルテック
オロパタジン塩酸塩	アレロック
ベポタスジンベシル酸塩	タリオン
レボセチリジン塩酸塩	ザイザル
フェキソフェナジン塩酸塩	アレグラ
2. 酸性抗アレルギー薬（化学伝達物質遊離抑制薬）	
クロモグリク酸ナトリウム	インタール
トラニラスト	リザベン
3. 免疫調整薬（化学伝達物質合成阻害薬）	
トシル酸塩スプラタスト	アイピーディ

（アトピー性皮膚炎診療ガイドライン2015より改変）

＊抗アレルギー薬には、化学伝達物質遊離抑制薬や化学伝達物質合成阻害薬、第2世代抗ヒスタミン薬ともいわれる化学伝達物質拮抗薬があります。2と3は抗ヒスタミン作用のないもの。

第6章 痒みをなくす

基性で抗ヒスタミン作用をもつ抗アレルギー薬です。この抗アレルギー薬は痒みを抑える力もありますが、抗ヒスタミン作用のない酸性のものは、すぐに目立った効果はでません。

　抗アレルギー薬は、たしかに抗ヒスタミン薬にくらべれば、眠気という副作用が少ないのですが、まったく眠気が出ないというわけではないし、いっしょにのむクスリによっては、別の副作用がでる可能性がありますので、ほかの病気でクスリをのんでいる方は、なにをのんでいるか、医師に話すようにしてください。

　酸性の抗アレルギー薬のうち、クロモグリグ酸ナトリウム（商品名インタール）は、こどもで、食物アレルギーの傾向が強いアトピー性皮膚炎の患者によく処方されているクスリです。のむと、腸管のマスト細胞が脱顆粒しにくくなり、大量の食物抗原が血液に入って発症するアレルギー症状が出にくくなります。ですから、食事の前15~30分にのむのが一般的です。

　また、「痒み止めです」という説明を医師から受けていると、頭痛薬のようなものかと思って、すぐにのむのをやめてしまう人がいます。でも、おなじ抗アレルギー薬をのんでいるスギ花粉症の患者は、初期療法といって、年が明けてすぐ、気の早いスギが花粉を飛ばし始めるころ、つまり、症状の出ないときからのみはじめるのです。そうしないと、シーズンに入ってから効果がないためで、アトピー性皮膚炎でも、抗アレルギー薬の効果が出るまでに時間がかかるのがふつうで

す。指示された期間はのむようにしてください。

　抗ヒスタミン薬は、大規模な二重盲検法による臨床試験が行なわれ、痒みを抑える効果が実証されました。のめば痒みをある程度、抑えることは確実ですから、症状が改善するまで、ステロイド外用薬といっしょに、この抗ヒスタミン薬や抗アレルギー薬を併用することが大切です。このようにして、掻いて悪化することを抑えるのです。

　もちろん、抗アレルギー薬だけでアトピー性皮膚炎が治るわけではないし、体質が変わるわけでもありません。あくまでも役に立つ補助療法ですが、その効果はしっかりあります。

その他に使われるクスリや治療法

a. シクロスポリン（サイクロスポリンA）

　臓器移植のときに使われる免疫抑制剤の代表選手ですが、今では、自己免疫疾患やアレルギー疾患にも広く使われています。このシクロスポリンをアトピー性皮膚炎に使うという試みは、21世紀に入ると同時に、欧米で本格的に行なわれ、保険が適用になった国も60カ国以上あります。日本でも2008年から保険で使えることになりました。

　シクロスポリン（商品名ネオーラル）は、一般的な治療が効かない重症例ほど、すばらしい切れ味を発揮するクスリです。アトピーでも、オーソドックスなステロイド＋プロトピ

第6章 痒みをなくす

ック軟膏＋抗アレルギー薬の組み合わせではコントロールできない重症例、難治例に、卓越した効果を発揮します。

具体的にいうと、痒くて赤みの強い病変が全身に広がってしまった紅皮症や、じゅくじゅくした部分がたくさんできているタイプ、あるいは、痒疹型といわれる、頑固な硬いぶつぶつが多発しているタイプなどです。

使用できる条件としては、
1．これまでの治療を継続しても充分な効果が得られない
2．強い炎症を伴う湿疹が体表面積の30％以上にある場合
ということになっています。

使うに際しては、血圧測定と血液検査を併行して行ないます。というのも、副作用でもっとも心配されるのが、腎臓の尿細管にダメージを与えることで、その結果、尿量が減り、むくみなどが起きて腎機能に障害が起きるとともに、血圧が上昇することが知られています。そこで、血圧や腎臓の糸球体の機能をみる血清クレアチニンを測定することで、腎臓への影響をわかるようにするのです。

ふつう、のみはじめて2〜3日で頑固な痒みがとれ、らくに眠れるようになります。そして、皮膚の状態がよくなれば、すぐにやめるのが原則です。

そういうことを考えると、腎臓の副作用は、シクロスポリンを長期にのんだ場合にみられるものですから、一時的に使って中止するアトピー性皮膚炎では、あまり心配することはないかもしれません。しかし重症例ではなかなか中止できな

い場合もあり、そういうときには注意しなくてはいけない副作用です。

そのほかの副作用としては、ニキビなどの皮膚症状や、吐き気、むかつきの消化器症状、疲れやすいなどの肝機能障害、けいれんの神経症状や歯茎が腫れるなどがあがっています。いつもと違う症状に気づいたら、すぐ主治医に連絡してください。

注意したいのは、ほかのクスリや食物との組み合わせで、効果が弱くなったり、逆に効きすぎてしまうことがあることです。

クスリののみあわせ（相互作用）でよく知られているのは、ぜんそくでのむテオフィリンとの関係です。シクロスポリンを併用すると、テオフィリンの血中濃度が上昇して、テオフィリンの副作用が出るおそれがあります。

たべものでは、柑橘類とセイヨウオトギリソウ（セント・ジョーンズ・ワート）の入った健康食品に注意してください。

グレープフルーツジュースはシクロスポリンの血中濃度をあげますし、ブンタンやスウィーティにも、このクスリの作用を強める成分が含まれています。逆に、「サンシャイン・サプリメント」といわれ、イライラなどに効果があるセント・ジョーンズ・ワートは、このクスリの作用を弱めるからです。

b. 睡眠導入薬

強い痒みのため、夜、充分に眠れない時、抗ヒスタミン薬

や抗アレルギー薬といっしょにのんでもらいます。痒みが軽くなったら中止するのが原則です。クスリの種類によって効果の時間が違うので、自分にあったクスリを選ぶことが大切です。

c. 向精神薬

欧米では抗鬱薬のアトピー性皮膚炎用の外用薬があるそうですが、日本では承認されていません。日本で向精神薬(内服)が処方されるのは、睡眠中、無意識にからだを引っ掻いている患者の、睡眠を深くするためです。マイナートランキライザーとよばれる、おだやかな効き目のものが一般的です。

d. 注射療法

痒みをとるための注射もいろいろあります。以前から使われている「ヒスタミンヒトγグロブリン」は血清中のヒスタミンを固定する作用があり、最初は1回2本を週1回で10週間程打ち、症状がよくなったら、2～4週間に1回の割合で皮下注射をします。

また、グリチルリチン製剤の「強力ネオミノファーゲンC」の静脈注射も、痒みを早くとるために行なわれることがあります。

ステロイドの内服がないように、原則として、ステロイドの注射はしません。その点、注意して下さい。

e. 漢方療法

アトピー性皮膚炎を漢方薬だけで治療することは、まずありません。漢方薬が使われるのは、ステロイド外用薬やプロトピック軟膏、抗アレルギー薬の内服という基本的治療と併用するときのみで、あくまでも補助治療という位置付けです。

ジクジクした皮膚炎には「治頭瘡一方(ぢづそういっぽう)」、赤ら顔には「白虎加人参湯(びゃっこかにんじんとう)」などが用いられるようですが、漢方医学を充分マスターした医師に、診察と処方をうけるのは当然のことです。漢方薬の中には、炎症を鎮めたり、痒みを和らげる作用を比較的強くもっているものがあり、西洋薬の減量やのむ期間の短縮ができたという例も報告されています。

漢方薬は一般に副作用が少ないと思われていますが、クスリである以上、そんなことはありません。食欲不振や胃痛、下痢などの胃腸症状がときどきみられますし、薬疹といって、皮膚に赤い斑点やぶつぶつが出ることもあります。

また、漢方薬は効能の異なる複数の生薬の複合剤です。その生薬どうしが喧嘩し合うかもしれません。アトピーで漢方薬をもらうとき、もし他の科で処方された漢方薬をのんでいるのなら、かならず医師に伝えてください。

注：治頭瘡一方（ぢづそういっぽう）
　　レンギョウ、蒼朮、防風、川芎、荊芥、紅花、忍冬、大黄、甘草などをふくむ、日本でつくられた漢方薬。

注：白虎加人参湯（びゃっこかにんじんとう）
　　主成分は、石膏、知母、粳米、人参、甘草。

いろいろクスリを紹介しましたが、知っておいてもらいたいのは、このような抗アレルギー薬をいくらのんでも、体質が変わったり、根本的に治ったりはしない、ということです。

これらはあくまで痒みをとって、あなたの日常生活の質を向上させるためのクスリで、ステロイドやプロトピック軟膏の外用の補助をするものです。

f. 光線療法

痒みをとると言えば、「光線療法」があります。設備のある施設でなければできない治療ですが、強い痒みを伴う結節性痒疹の症状で困っている人には、効果のある方法です。

紫外線には、長波長紫外線（UVA）と中波長紫外線（UVB）があります。長波長のほうは、皮膚の深いところまで達して、長い間にしわなどをつくります。中波長は、そんなに深いところまでは届きませんが、少ない量でも強い作用があり、しみや皮膚がんを起こすリスクがあります。

こうした紫外線を患部に照射することで、痒みや皮膚の症状を抑えようというのが光線療法で、頑固で治りにくい皮膚病である尋常性乾癬や尋常性白斑の治療に使われています。

長波長を使うのは、入院して行なうPUVA療法ですが、有害な紫外線をカットして、治療に必要な波長の紫外線だけを患部に当てる「ナローバンドUVB療法」が、大学病院から市中のクリニックまで広がってきました。このナローバンドUVBは外来で受けることができ、費用もそうかからず、

しかもかゆみがとれるという、素晴らしい治療法です。

　効果が出るまで、週1〜数回の照射を20〜30回うけます。健康保険も適応になっているので、1回の照射の費用は1050円（3割負担）くらいです。

　治療は、照明装置の中で立つか、寝るかして、紫外線を5〜6分、照射するだけで終わります。紫外線ですから日焼けとおなじ症状を起こす可能性がありますが、照射回数や量を調整して行なうことで、終わってからのヒリヒリ感もあまりなく、それでいて、かゆみと皮膚炎の症状をしっかり抑えてくれる方法です。

　このナローバンドが、強いかゆみを伴う重症のアトピー性皮膚炎患者の治療として普及し、これからは光線療法の主流となるでしょう。

　ただし、プロトピック軟膏を塗っている部分には、このナローバンドをふくめ、すべての紫外線療法を受けることができません。

痒いとき〜掻くかわりに

アトピー性皮膚炎の患者がもっともよくやっていることが「冷やす」ことです。冷たいという感覚が、痒み神経の活動を抑えるからです。

「冷たいおしぼりや冷却剤」をやわらかい布に包んで患部にあてる、冷房を強くする、冬なら暖房を切るなどの工夫も、多くされています。最近の保湿外用薬のスプレーのなかには、「冷やす」効果のあるものも市販されています。

「別のことを考える」「無視する」という回答も多く見られます。からだをうごかす、好きなことをすることで、意識を他に向けようとするのです。

こどもの場合、遊びに夢中になっているときは、ぼりぼり掻いたりしません。テレビゲームは安易な方法かもしれませんが、痒みから気をそらせる効果は無視できません。

同時に、掻いても害を少なくする工夫も大切です。爪を短く切るのは当然ですが、引っ掻きやすいところに、筒状の包帯やガーゼやネットを巻きます。

寝るときには、袖がまくれあがらないように、袖や裾をテープや紐で結んだ長袖、長ズボンのパジャマに、直接、爪で引っ掻かないように手袋をします。

第7章
あらためて、アトピー性皮膚炎とは
—— 治療が始まるまで

アトピー性皮膚炎の特徴を列記してみましょう。

1. 皮膚炎を起こす遺伝的な体質をもった人に起こる。
2. 皮膚のバリアがこわれやすい乾燥肌の人に多く起こる。
3. 症状の中心は湿疹で、長期間にわたって再発をくりかえし、治りにくい。
4. かゆみが強く、掻くことで、さらに悪化する。
5. こどもに多く、いったんよくなるが、思春期以後に再発することが少なくない。
6. 年齢により炎症の起こる場所や皮膚の状態に特徴がある。
7. 生活環境のなかに皮膚炎を悪化させる要因があるが、それはアレルギー反応に関係するものばかりではない。
8. ほかのアレルギー疾患と合併しやすい。
9. 自然に治癒することも多い。
10. さまざまな物質に対する IgE(免疫グロブリンEというアレルギーに関係する抗体)が陽性になりやすい。

原因は今でもよくわからない

アトピー性皮膚炎の原因は何ですかと聞かれた時、「今でもよくわかりません」というのが、もっとも正確かつ正直な答えです。まさに命名の由来である「奇妙な」病気そのものなのです。

いくら患者の IgE 抗体が陽性になっても、皮膚科医たちはアレルギーとは思っていません。皮膚のバリアの異常を重視

しています。アレルギー反応にあまりとらわれずに、アトピー性皮膚炎を考えたいのです。

その一方で、アレルギーを重視し、原因として食事を中心に考える人もいれば、ダニを中心に考える人もいます。これまで、アトピー性皮膚炎の原因として、大気汚染、食べものや食品添加物、化学物質、ステロイドが次々に槍玉に上がり、次々に否定されてきました。

そこで、原因はひとまずおいて、どんな病気かについて、年齢別にみていきましょう。

乳児期のアトピー性皮膚炎

まず、赤ちゃんの頃に「アトピー性皮膚炎」と診断するのは、きわめて難しい、ということを知っておいてください。

それは、乳児期の症状が主に顔や頭に集中し、頭の黄色いかさぶたのような発疹や、よだれやミルクがついたところに赤いジクジクしたブツブツとしてみられますが、このような症状は多くの乳児にふつうにみられるものだからです。

そのほとんどはアトピー性皮膚炎ではなく、一時的に繰り返すことはあっても、誕生日までにはよくなります。つまり、「赤いブツブツ」や「黄色い発疹」が、直ちにアトピーというわけではなく、そのような症状が、数カ月にわたって続く場合に、初めてアトピー性皮膚炎という診断がつけられるのです。

「うちの子はアトピーではありませんか」と心配顔のお母さんに、初診で「アトピーですね」と、もし診断する医師がいたら、その医師は「ヤブ」と思ってください。

「IgE抗体を測ってください」と言うお母さんもいます。もちろん血液検査をすれば、抗体の値は簡単にわかります。しかし、乳児期の食べものに対するIgE抗体は、2〜3歳を境に、成長とともに低下していきます。だから、この時期にわざわざ赤ちゃんの腕に傷をつけて、測る意味は全くありませんし、IgE抗体の値の高かった食べものをやめる必要もありません。

妊娠中に、アレルギーの心配な食べものを除いた食事にすると、生まれて来るこどものアトピーやアレルギーは防止できるのかというと、これも答えは「No」です。アトピーの発症の予防にならないばかりか、妊娠中に食物除去をすること自体危険で、すすめられません。

とくに問題になるのは、3大アレルゲンといわれる「卵」「牛乳」「大豆」です。貴重なタンパク源ですから、これらすべて除去してしまうと、母子ともに栄養不足になりますし、さらに、アレルゲンになりやすいと言って、「小麦」まで除去したら、精神的にも大きな負担になってしまいます。妊娠中は偏ることにない栄養的にバランスがとれた食事が、いちばんなのです。

乳児湿疹という言葉があるように、もともと赤ちゃんは皮膚のバリア機構が未発達で、外からの刺激に対して、アトピーでなくても、湿疹はよく出ます。この乳幼児期がアトピー

性皮膚炎のピークで、学童期になると、症状はしだいに落ち着きます。だからむかしは、小学校の高学年くらいになれば、しぜんに治る病気だ、と軽視されていたのです。

幼児、小児期のアトピー性皮膚炎

この頃になると、アトピー性皮膚炎の症状が、かなりはっきりしてきます。

乳児期の湿疹が、じゅくじゅくと湿った病変が主体だったのに対し、この時期になると、全体に皮膚が乾燥性になってザラザラしてきます。それは毛孔のところが小さなブツブツになっているためです。

そして、衣服の機械的な刺激を受けやすい肘や膝の裏側に、汗疹のようなブツブツや、ジクジクした発疹が出たり、そんなブツブツやジクジクを掻き続けていたためなのでしょう、苔癬化と言って、皮膚が厚く、硬くなることもあります。だから、皮膚が厚くなった手首や足首に、しわが目立つようになったりします。

耳のふちや耳たぶがひび割れる「耳切れ」や、素足でズック靴を履いていると、足の裏の薄い皮が細かくむけるようになる「ズック靴皮膚炎」がみられるようになるのも、このころのアトピーの特徴です。また、プールに入ったあとや、たくさん汗をかいたあと、急に痒くなったりするのも、この学童期の特徴です、

血液を調べると、食べものに対するIgE抗体が減るのに反比例して、ダニやハウスダストに対するIgE抗体がふえてきます。それは乾燥肌によるバリア機能の低下が影響していますから、風呂に入り、ほどよく汗をかいて、風呂上りにはしっかり保湿クリームを塗るというスキンケアの励行が大切になります。

痒がっているこどもに、よくお母さんは「掻いちゃダメよ」と言います。しかし、掻くのは主に症状が強いためですから、そのようなときは、掻くのを禁止するのではなく、ステロイドの塗る回数を増やしても、早くこどもの症状を軽くするようにしてやってください。

また、ほかのアレルギー疾患も、よくみられるようになります。花粉症やアレルギー鼻炎を併発する人は非常に多く、喘息や気管支炎も、よく引き起こします。アトピーがひどくなったら鼻炎が治り、アトピーがおさまったら喘息になったという「アレルギー・マーチ」の人がいる一方で、アトピーがひどくなると鼻炎も悪化するという人もいます。

「合併症」を起こしやすくなるのも、この時期の特徴で、多いのが、「とびひ」(伝染性膿痂疹)、「ミズイボ」(伝染性軟属腫)、「カポジ水痘様発疹症」です。

a. とびひ

アトピーのこどもがよくかかる「とびひ」は、黄色ブドウ球菌や溶血性連鎖球菌の感染によるもので、痒いところを掻

き壊した後、その部分にうすい水疱ができ、それがすぐに破れて浸出液が出て、ただれてきた状態です。この浸出液があちこちにつくと、そこにも発疹ができ、どんどん広がっていきます。その様子が、火事の火の粉がまわりに飛び散るのに似ているので、「とびひ」というわけです。

　もちろん他人にもうつしますので、幼稚園や保育園から「ガーゼで覆うなど、きちんと処置ができていないかぎり、治るまで通園できません」と言われます。とくに夏のプールは要注意です。

　ただれているところが1～2箇所なら、清潔にして、ガーゼをあてるくらいでも治りますが、それ以上になると、感染した菌に効果のある抗生物質の軟膏をきちんと塗り、その上からガーゼで覆わないと、なかなか治りません。

　また毎日、シャワーを浴びさせて、患部を洗い流してください。そのときにはごしごしこすらず、石けんをよく泡立てて、その泡をつけるというやり方は、保湿の時とまったくおなじです。

　そのあときちんと軟膏を塗り直してガーゼで覆うこと、そして爪を短く切っておいてください。これは掻かないための予防で、だから抗生物質といっしょに、痒み止めに抗ヒスタミン薬や抗アレルギー薬を出します。

　こういったクスリが効けば、4日からせいぜい5～6日で治りますが、アトピー性皮膚炎の患者では長引くし、なかなか治りません。そんなときには、ステロイドでアトピーの状

態をよくすることに加えて、局所で使っている抗生物質を内服したりします。痒くて、あまりに引っ掻くときは、亜鉛華軟膏をガーゼに塗って覆ったり、貼り付けたりして、物理的に掻けないようにすることも、よくあります。大人のとびひ患者は、ほとんどがアトピー性皮膚炎か、重い糖尿病の患者です。

b. ミズイボ

ポックスウイルスの感染によるもので、しばしばプールで感染します。中央がわずかに凹んだ、あまり痒みのない丘疹がたくさんできます。やわらかくて水っぽい感じがするので、ミズイボといわれるのですが、ほうっておくと、イボはどんどん増え、他人にもうつります。しかもアトピー性皮膚炎の場合、このウイルスに感染しやすく、イボが身体中に広がって、ひどい状態になることも珍しくありません。

これは悲惨で、というのも、ミズイボの治療には、ウイルスの活動を抑えるようなクスリはなく、皮膚科医が手作業で、特殊なピンセットを使って、皮膚の表面を塗り薬やテープで麻酔して痛みを和らげながら、一つずつイボをつまんで、根気よくとっていくしか、治療法がないからです。

c. カポジ水痘様発疹症

単純ヘルペスウイルス（HSV）が感染して、顔や上半身の皮膚が赤く腫れ、小さい水疱がたくさんできる病気です。

第7章 あらためて、アトピー性皮膚炎とは

　水痘とは、別のヘルペスである帯状疱疹ウイルスが感染して起こす「水疱瘡」のことで、水疱がたくさんできること、一度感染すると、ウイルスは知覚神経節にひそみ、ストレスや過労、胃腸障害のきっかけがあると、再活性化して神経を伝わり、皮膚にさまざまな炎症を起こします。

　カポジ水痘様発疹症は、もともと乳幼児のアトピー性皮膚炎患者に見られたものでした。少し大きめな水疱が全身にできるとともに、高熱が出て、全身のリンパ節が腫れます。

　水疱はそのうちいっしょになって、大きなただれになります。そこから細菌感染が起きることもあり、黄色ブドウ球菌が感染すると、ひどいとびひになりますから、完治するまで1カ月くらいかかることも、よくあります。こどものアトピー性皮膚炎が悪化して入院しなくてはならなくなるのは、このカポジ水痘様発疹症が重症化したときだけです。

　治療に使うのは抗ウイルス剤のアシクロビルです。重症になると入院して点滴をしなくてはなりませんし、とびひが併発したときには、原因菌の特定とともに、抗生物質の全身投与が必要になります。あらかじめ抗生物質の外用剤を併用することもあります。

　問題は、20～30代成人の、しかも重症の患者のなかに、このカポジ水痘様発疹症の再発を繰り返す症例が増えていることです。

　軽症の患者では、口の周りに水疱ができたり、ただれたりする口唇ヘルペスや、顔面の単純ヘルペスで終わり、カポジ

水痘様発疹症に発展することは少なく、原因は皮膚のバリアの破壊だけでなく、免疫機能の低下も大きく影響していると考えられています。

青年期、成人期のアトピー性皮膚炎

　この時期の患者は、乳幼児期からずっとアトピー性皮膚炎だった人もいれば、いったんよくなっていて、また出てきたという人、そして、初めてこの時期になったという人などさまざまなタイプがあります。

　患者をとりまく環境や生活は、学童期とはずいぶん違っています。学校生活、受験、一人暮らし、そして就職、生活の場所も変われば、つける化粧品もちがってきます。睡眠不足にもなるでしょうし、うけるストレスも違うでしょう。汗をかいたまま寝てしまうなど、スキンケアをおろそかにしてしまうのも、この時期の特徴です。それで、成人型アトピー患者のなかには、中学・高校の頃は症状が落ち着いていたのに、一人暮らしをするようになったり、社会人になって仕事のストレスがかかるようになって、また症状が出てきたという人が、ほんとうに多いのです。

　皮疹の特徴は、痒疹とよばれる比較的おおきなしこりが、四肢の外側にできることと、肘や膝に加え、人目につきやすい顔と頸に症状が出るようになることでしょう。顔の赤みがとれなくなり、独特の赤ら顔になることも、眉毛が薄くなる

第7章 あらためて、アトピー性皮膚炎とは

こともあります。顔のところどころには丘疹に混じって、小さなただれもみられます。くりかえす炎症のため、頸にはさざ波状の色素沈着がみられるようになりますし、手のひらや手指、乳頭やそのまわり、外陰部やお尻にも症状が出ます。

カポジ水痘様発疹症がもっとも生じやすいのもこの時期ですし、白内障を起こしたり、激しい痒みのために顔面を叩き、網膜剥離を起こすなど、目の合併症が問題になるのも、この時期の特徴です。

掻くことが日常化して、ほとんどクセになっている人もいます。先が見えない不安で抑うつ状態になり、ひきこもりになったりして、社会生活を送ることがむずかしくなっている人もいます。じっさい、出口がみえずに、いつまでこの状態が続くのかわからないというストレスは並大抵ではありません。そのためさらに、アトピーが悪化して、長引く炎症のために頸の色素沈着は濃くなり、四肢の皮膚は厚くごわごわになるのです。

ステロイドを塗るのをやめ、民間療法に走って、症状が急激に悪化して、病院にかけこむ人もいます。病院では集中して治療するために、入院してもらい、眠ることができるように睡眠導入剤や軽めの精神安定剤をだし、痒みが軽くなるように抗ヒスタミン薬などものんでもらいます。そして、医師が症状に合ったステロイドを塗ったり、スキンケアの指導をします。

問題は、そのような大人の患者のなかに、腕や足にしこり

のような痒いブツブツができる、いわゆる「成人型アトピー」になって、症状がなかなか改善しない人がいる、ということです。江藤医師は「長いつきあいになるので、副作用に注意しつつ、上手にクスリを使って、コントロールしていきましょう」と言います。

　こどもの頃にアトピーの治療を受けた人も少なくありません。その頃は小児科にかかっていたはずですが、小児科と皮膚科では、クスリの使い方が違う上に、治療方針そのものが、昔と変わってきています。そこで患者が混乱するというケースがみられることもあります。ここ数年でもアトピーの治療法やクスリは、格段に進歩していますから、古い治療の考え方に縛られて、症状が悪化することのないようにしてください。

目の合併症に注意

　私たちの目はよくカメラに例えられますが、カメラほど頑丈ではありません。だから、顔面症状の強いアトピー性皮膚炎の患者が、無意識のうちや寝ている時に目の周りを叩いたり、眼球がゆがむほどつよくこすったりしていると、とりかえしのつかない目の疾患につながります。

　目の合併症が多いのは、とくに10〜30代の患者です。眼瞼や結膜に痒みを起こすアレルギー性の炎症だけでなく、白内障や、失明の危険のある網膜剥離も数多くみられます。し

かも、気づかず進行していることが多いので、顔面の症状が長く出ている人は、いちど、眼科の診断を受けることをお奨めします。

a. アトピー性眼瞼炎

目の周囲に赤いまだらや湿疹、むくみ、ただれと痒みなどの、アトピー性皮膚炎の症状がみられます。軽いうちは皮膚がかさついたり、毛羽立つくらいですが、ひどくなると上下のまぶたの皮膚が硬く厚くなります。眉毛やまつ毛が抜け、黄色ブドウ球菌や単純ヘルペスの感染を起こしやすく、悪化して症状がひどくなるにつれ、白内障や網膜剥離を併発することも多いので、早めに気がついて、抗生物質の軟膏や内服などで治療する必要があります。

b. アトピー性角結膜炎

痒みがひどく、涙が出て結膜が厚くなったり、充血したり、濁ったりするほか、眼瞼炎を起こして、まぶたの皮膚が厚くなり、感染を起こすこともあります。そのときは瞬きが減ったり、涙が少なくなって、点状表層角膜症や角膜びらんという、角膜上皮の障害も伴います。春から夏にみられる重症のアレルギー性結膜炎を「春季カタル」と言いますが、その70％にアトピー性皮膚炎がみられるという報告もあります。

治療は抗アレルギー薬やステロイド薬の点眼です。まぶたの皮膚炎をしっかり治すことが大切で、症状が重いときはス

テロイド懸濁液を結膜下に注射したり、免疫抑制剤の併用や角膜掻爬という手術も考えなくてはなりません。

c. アトピー白内障

カメラのレンズにあたる水晶体が濁るのが白内障です。年齢に関係なく、顔の皮膚炎にかかっている時期が長いほど、症状が重いほど、白内障を合併する率が高いと言われます。アトピー白内障の特徴は、レンズの厚いところがヒトデ状やクローバー状に濁ることで、すぐに水晶体全体が濁ってしまうこともあります。

片方の目だけに白内障が起こっていると、ものがかすんだり、二重にみえたり、まぶしく見えるという白内障の自覚症状に、なかなか気がつきません。気がついたときは視力が低

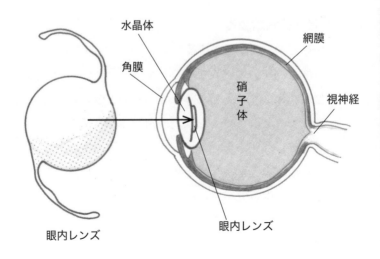

下していたこともあるので、顔の皮膚炎が重症な患者は、ときどき片目をかくして、左右で見え方に違いがないか、確認してください。

治療はふつうの白内障とおなじで、眼内レンズをいれる手術ですが、アトピー白内障の場合、網膜剥離や網膜裂孔を合併していることも多く、同時の手術になったり、眼内レンズが挿入できない、あるいは、しないほうがいいこともあるので、白内障の手術より、はるかに難しい網膜剥離の手術に精通した施設で行なわねばなりません。

また、眼瞼炎を併発していると、術後の感染の危険が高まること、目の周りをたたいたりこすったりすると、眼内レンズがずれることもあるので、注意してください。眼内レンズの挿入できないときはメガネやコンタクトレンズが選択されます。

d. アトピー網膜剥離

カメラのフイルムに当たる網膜に亀裂が入り（網膜裂孔）、やがて土台の上皮細胞からはがれてしまった状態です。こうなると、網膜に栄養が行かなくなりますから、剥がれた網膜の部分に対応したところの視野が欠けてきます。

上のほうからはがれると、視野の下のほうが欠損しますし、耳側の網膜がはがれると、鼻側の視野が欠損し、中央部の黄斑がはがれると、像が歪み、視力が低下します。早い時期に網膜が元どおりになれば、視力はゆっくりと回復してきます

が、時間がたつほど、機能の回復は難しくなります。

アトピー性皮膚炎に合併したアトピー網膜剥離は、若い世代の網膜剥離の主な原因となっています。

アトピー網膜剥離の約70％は15〜25歳で、その40％が両眼に起こっています。しかも、アトピー網膜剥離は周辺網膜だけ剥離して、ゆっくり進行することが多く、自覚症状に乏しいのが特徴です。また、白内障と合併していることも多く、眼底検査がしにくいため、発見が遅れることもあります。

亀裂が入っていると、その部分の網膜は硝子体に引っ張られ、裂孔が進行します。だから治療として、網膜にかかっている硝子体の引っ張りをなくしたうえで、裂孔部分をふさぐ手術が必要です。そのために、眼球の外側にシリコンでできたベルトをぬいつけ、亀裂の部分を眼球の内側に突出させたり、硝子体を切除する方法のどちらかが、亀裂の大きさや位置などを加味して選択されます。また裂孔のところは、冷凍凝固させたり、レーザーをあてて凝固します。

「クスリに頼らない」と考えていませんか

今の母親世代は、ステロイド・バッシングのときに多感な時代を過ごしていましたから、ステロイドへの不信やステロイドの忌避を、当り前のように感じている人が少なくありません。

しかし、それは間違った考えです。

第7章 あらためて、アトピー性皮膚炎とは

　多くのアトピー性皮膚炎の患者は、適切なタイミングで上手にクスリを使って皮膚の炎症をコントロールしないと、病気をこじらせてしまいます。こどもでも事情はおなじで、適切なクスリを適切な量、適切な場所に使わなくてはなりません。

　今のところ、アトピー性皮膚炎の炎症を確実にコントロールできるのは、ステロイド外用剤とプロトピック軟膏しかありません。これらのクスリを上手に使って、病気にあまり悩まされない状態で自然治癒を待つのが、アトピー性皮膚炎の正しい治療なのです。

　「ステロイド外用薬から抜け出したい」と考える人も、少なくありません。まるで麻薬扱いですが、ステロイド外用薬を完全に中止する必要があるのは、ステロイド外用薬による副作用が起こっているときだけです。繰り返しますが、アトピー性皮膚炎の炎症が、充分コントロールされていない状態で無理に止めると、皮膚の炎症は急激に悪化します。

　それに、ステロイドから抜け出すのは、実は簡単なことなのです。症状に合わせた適切なランクのステロイドを使っていけば、ステロイドのランクは下がり、塗る面積も、塗る回数も減っていきます。そして最終的には、保湿薬と週に1～2回のプロトピック軟膏というプロアクティブ療法にもっていって、ステロイドを塗らなくてすむようになればいい、それが本当の意味のステロイドからの「離脱」ではないでしょうか。

「表面だけでなく、体の中から治したい」これも患者からよく聞くセリフです。ステロイドなどを使って、症状をコントロールするのを「表面だけの治癒」と言いたいのでしょうが、そのどこが悪いのかと、いつも思います。

一度「体質をかえて体の内側からアトピーを治した」という治療法を、客観的に検討してみてください。多くの場合、体の中のどのような異常がどう正常に戻ったのかという具体的なことが、科学的なデータで示されることはありません。

受診するときの大切なこと

病院にかかるときは、必ず皮膚科の専門医に相談してください。

アトピー性皮膚炎の診断は簡単なようで難しく、まぎらわしい皮膚の病気を見分けるには、それなりの知識と経験が必要だからです。とくに「アレルギー科」に関しては、喘息が専門というところが多いので、事前に問い合わせてください。内科の横に皮膚科と書いてあるような病院は、最初に診察を受ける病院とはいえません。

診察のときには、皮膚の状態を診察しなくてはいけません。だから、せめて初診のときは、化粧を落とし、素肌をみせることです。脚や腕、頸などを手早く見せられるよう、ストッキングは脱いで、袖がまくりやすい前開きの服にするなどの準備をしておけば、あわてなくてすみます。少ない診療時間

第7章 あらためて、アトピー性皮膚炎とは

を、脱ぎ着で使うのはもったいなさすぎます。

そして、痒みがある、ザラザラしている、赤くなっている、硬くなっているところは全部見せてください。皮疹の部分は専門医が「見て、触れば」炎症の強さはわかります。ステロイドなどの副作用も、皮膚を見ればわかります。患者自身、そんなにひどくないと思っているところも、実は炎症が強いこともありますから、気になっているところは全部みせる、を原則にしてください。

過去の診療歴は、初診のときの、もっとも重要な情報です。おとなのアトピーの場合、治らないとか、通いきれない、今の治療でいいのか迷っているという患者がたくさん来院されます。セカンド・オピニオンをとるのが当たり前の時代ですから、治療歴を隠すことはありません。とくに今まで使っていたクスリについては、どのクスリをどのくらいの量、どのくらいの期間使っていたか、くわしく話してください。それはこどもでもおなじで、その情報がないと、今の皮膚の状態はクスリが効いているのか、適切な治療がされているのかという判断ができません。

診察が終わると、医師からクスリが処方されます。そのときには必ず、外用薬の塗る回数と塗る期間を、塗る場所ごとに、医師に確認しておいてください。ステロイド外用薬は朝晩2回塗るのが原則ですが、よくなったところは夜1回にして、朝は保湿剤だけということもあるからです。

強いランクのステロイドが処方されたときは、使いたくな

いと勝手に判断するのではなく、かならずその場で、なぜ強いステロイドが必要なのか、何日使って、その後どうなったら弱いステロイドに代えればいいのか、尋ねるようにしてください。

塗り方など、実演してくれる先生も多いはずです。よく見て、副作用の出ない塗り方と量を自分のものにしてください。

ステロイド外用薬は、症状によってランクや量を変えていくクスリです。よくなってきたら、状態にあったランクのステロイドや保湿剤が処方され、塗る回数も減るはずです。いつまでも強いランクのステロイドを使い続けることはないので、症状がよくなっても、診察を受けてください。

再診のときに、よくあるやりとりは「この前のクスリが残っています」ということです。それは塗る量が足りなかったわけで、皮膚の状態を確認しながら、もう一度、適切な量を話すことになります。

処方薬を使わずにいたり、少なめにしたときは、なるべく正直に医師に伝えてください。どんな変化があったか、症状の経過や自分がやったことも、きちんと話してください。黙っていても診てもらえればわかる、というのは、医師に対する過大評価もいいところです。

そして状態がよくなっていたら、この先どうすれば、その状態を長く続けられるのかも、よく聞いておいてください。

医師は、患者の症状をよくするためのパートナーです。そして、アトピー性皮膚炎は、医師の指導をうけて、患者自身

が自分で治す病気です。皮疹の見方、適切な塗り方など、医師と一緒に身につけていかなくてはなりません。

　もちろん、早く治って、その必要もなければ、それに越したことはありません。しかし、嫌なことを言うようですが、アトピー性皮膚炎はしばしば再発します。その時もがっかりせず、そのような病気だと思えば、スムーズに自分なりの治療を始めることができます。けっして最初のスタートラインに戻ったわけではないのです。

　同時に、できれば皮膚の仕組みやステロイドやプロトピックなどの治療薬について、正しい知識をもってください。正しい知識は、あなたが、ネットにあるような間違った情報に流されることを防ぐ碇にしばしばなってくれます。

　診察を受けるときの、マナーも大切です。

　医師が忙しいのは事実ですし、いくら頑張っても、今の状況では、あまり診察時間を増やせそうにありません。そんな限られた時間を有効に使うためには、今までの経過や悪化したときの状況を、その日訊きたいことと一緒に、メモにまとめておきましょう。

　どうしても医師に相談したいときには、「こういうことをお尋ねしたいのですが、いつならよろしいでしょうか」と聞いてみてください。夕方なら、土曜日ならと都合がつけば、時間をとってくれるはずです。

　また、具体的に自分の悩みを伝えてください。皮膚科医は皮膚を診るのはプロでも、患者の心のなかまで見るのは得手

ではありません。顔の症状がつらいのに体のクスリしか替えてくれないとか、夜ねむれないくらい痒みが強いのに、いつもとおなじクスリだとか、そんな悩みは、患者自身が医師に自分の言葉で伝えないかぎり、医師はわからないし、解決もしません。疲れて塗るのが嫌になったとか、塗ってもまたぶり返すから塗りたくなくなったと、日頃の思いを伝え、話し合うことで、解決策も見つかります。

　治す主役は患者のあなたなのです。上手に、医師を使うことがなにより肝要です。

いい主治医とは
(日本アレルギー友の会「患者だからわかるアトピー性皮膚炎」より)

1. 日本皮膚科学会の治療ガイドラインにそった治療をする
2. 診察のたびに、皮膚を診て、クスリを処方する
3. 皮膚に触って、炎症の度合いを診る
4. 皮疹に対して適切な外用薬や内服薬を処方できる
   (強力なクスリも適切に使うことができる)
5. 外用薬を処方するたび、塗る場所や期間を説明してくれる
6. 患者の訴えをよく聞き、悩んでいることや困っていることに対して、対処法を考えてくれる
7. 悪化要因や日常生活での対処法をアドバイスしてくれる
8. 患者の意思を尊重してくれる
   (においの強くないクスリがいいとか)
9. 質問したことにきちんと回答してくれる

医師をかえたほうがいいときとは

1. 1カ月も指示どおり治療しているのによくならない
2. 食事や掃除などの日常生活に、とても厳しい制限をする
3. 症状や治療方針について何の説明をせず、クスリだけを処方する
4. 皮膚の症状が変わっても、おなじクスリしか処方しない
5. 外用薬の塗る場所、量、期間や副作用について尋ねても、曖昧な答えしか返ってこない

第 8 章

アトピー性皮膚炎を悪化させるものへの対処法

「標準治療」には「悪化要因の除去」という項目が入っています。この文字をみるたび、江藤医師が思い出すことがあります。2004年12月23日号の「女性セブン」の記事です。

「記事中に私の名前も出ていますが、言ったことの10分の1もなく、いちばん言いたかったことは削られていて、思わず激高しました」

ある家族の話です。当時父親は30歳、母親は29歳、4歳の長男と10カ月の長女という大阪在住の4人家族でした。実は10カ月の女の子が「重い」アトピーで、「卵も牛乳もだめ、それ以外もだめなものばかりで、食べさせるものがない」と、母親は彼女の友人にこぼしていました。そして、痒いのでしょうか、深夜3時、4時に夜泣きする赤ちゃんの声を、近所の人はよく聞いていたそうです。

その近所の人は、毎月の病院の治療費だけで5万円、そのほかアトピー用のミルクが月5万円、アトピー用の防ダニ布団が1式10万円など、家計が大変そうな様子も聞いていました。

そして、すべてに疲れたのでしょうか、両親は、戸口という戸口をガムテープで目張りをし、練炭コンロを2つつけて、一家心中を図った、という痛ましい事件です。

ただ、この週刊誌の記事はおかしいところだらけです。当時の大阪府下では、乳幼児医療助成制度があり、最高でも月2000円しかかからなかったはずです。月5万円の治療費というのは、その金額だけで「標準治療」とは懸け離れた治療

を受けていたことがわかります。そして、そのような医療施設で「重い」アトピーと診断されていた女の子は、ほんとうに「重い」アトピーだったのでしょうか。

江藤医師は言います。「お母さんはステロイドが怖くて使いたくなかった。そのうえ、アトピーはアレルギーで、アレルギーなら原因がある、その原因を全部見つけて、全部断ってしまおう、そう考えたんですね。赤ちゃんの血液検査を何度もしていたんでしょう」

1歳にもならない赤ちゃんにとって、IgEを測るための注射はずいぶん痛かったことでしょう。この母親には申し訳ありませんが、アトピー性皮膚炎の捉え方に、大きな歪みといくつかの間違いがあったと指摘せざるをえません。その一つは、ステロイドを使いたくないと思ったことですが、もっといけないのは、アトピーの原因をすべて断つことができる、と信じたことです。

アトピー性皮膚炎は多因子疾患で、原因は正直いって、特定できません。赤ちゃんのIgEを測ること自体も無意味です。周辺にきちんとアトピー性皮膚炎のことを教えてくれる人がいたら、自分が産んだ子を手にかけるまで、追い詰められなかったはずです。

メディアの責任はもっと大きい。この女性週刊誌の記事も「アトピーはこわい、ステロイドはこわい」という内容になっています。このお母さんの考え方が間違っていること、月5万円もとるような施設はアトピービジネスに近い、でたら

めな病院だという指摘は、どこにもありません。ジャーナリストとして、これを書いた記者も、掲載した編集者、刊行している出版社も失格です。

ちなみに、江藤医師の消されたコメントは「通常の治療を施していれば、そんなに悩まなくてもすんだはずなのに、標準治療の普及が重要ですね」だったそうです。

話がずれましたが、「悪化因子」を除く方法は、たくさんあります。しかし、あまり神経質にならないこと。気持ちに余裕をもって、できる範囲でやろう、という姿勢で以下の項目も、お願いします。

悪化要因とは

a. 皮膚は清潔に保ちましょう

皮膚には汚れやアレルゲン、細菌が皮脂に混じってついています。これらはみなアトピー性皮膚炎の悪化因子ですから、「スキンケア」のところで話した要領で、入浴やシャワーを浴びてください。

b. 室内を清潔に保ち、適温・適湿の環境をつくりましょう

ダニへのケアが一つの目標になります。ダニは埃のなかにいますから、埃をしっかり除くことができる環境を整えます。拭き掃除ができる床にして、埃がたまらないよう、丁寧に掃

除をします。寝室は毎日掃除しましょう。室内は風通しをよくするとともに、エアコンを活用して、適温適湿に調節します。

とくに「寝具」の清掃には気を配ってください。肌に直接ふれる布団が、ダニの住処になっているからです。日光に当てて、よく干しましょう。ダニのかけらがこぼれ落ちないような、繊維の目の細かな生地を使ったカバーも出ています。

ぬいぐるみやカーテンも、埃がつきやすいものです。掃除のときには、カーテンをよくはたき、季節ごとに丸洗いをしましょう。ぬいぐるみも丸洗いできるもの以外、置かないことです。

そのほか身の回りの掃除と、こまめな洗濯で乗りきれるはずです。さまざまな防ダニグッズには過大な期待は禁物です。洗濯や掃除がストレスにならないよう、やれるところからやれる範囲でやってください。

c. 規則正しい生活を送り、暴飲暴食は避けましょう

いかにも、のような項目で申し訳ありませんが、規則正しい生活を送ることは、アトピー性皮膚炎をよくする上で不可欠なのです。自律神経系のリズムを整えることが皮膚炎をよくする効果があるからで、とくに睡眠時間を一定にし、寝不足は極力避けるようにします。

肌のコンディションをよく保つためには、「良質な睡眠」が大切です。アトピー性皮膚炎の場合、痒みが睡眠不足の原因

になっていることが多いのです。ベッドまわりのダニ対策はもちろん、寝室の温度をあげすぎない、熱い風呂に入らないなどで、痒みが増強する要因を取り除いてください。寝る30分前に抗ヒスタミン薬をのむのもいいでしょう。

アトピー性皮膚炎と食物アレルギーは、まったく別の病気です。食事の制限は大人もこどももありません。あるとしたら、痒みが強いときは、香辛料などの強い刺激は少なめにし、栄養のバランスを考えて、種類の多い食べものを、偏らずに食べること、そして食べ過ぎないこと、です。肥満はアトピーを治りにくくするからです。

もうひとつ注意するのは、便秘にならないことです。腸内環境をよくしておくと、免疫力がアップし、アトピー性皮膚炎の悪化を防ぎます。便秘がちの人は、朝ヨーグルトを食べたり、水分を多めにとるなどして、スムーズなお通じを促してください。

アルコールは末梢の血管を拡張させ、炎症のあるところの皮膚温をあげ、かゆみを増す働きをします。だから暴飲は厳禁。しかも、飲みものに炭酸飲料が含まれていたら、糖分過多の面でもアウトです。

適度な運動は大切です。汗が刺激になるので、汗を拭く用意と、運動後のシャワーを忘れないようにしてください。

d. 刺激のすくない衣服を着ましょう

冬の毛羽立った起毛繊維の衣服、たとえばウールやアンゴ

第8章 アトピー性皮膚炎を悪化させるものへの対処法

ラは、皮膚をチクチク刺激して痒くなります。すべりのいい衣服を着ることがポイントです。セーターやズボンでも、椅子に座ったり、上着で圧迫すると、チクチクすることがあります。乳幼児を抱えているお母さんは、自分の衣類が接しますから、肌触りのいい衣服を着る必要があります。麻素材もざらざらして、よくありません。

手首、頸、わき、腰まわり、足首にできた皮疹は、衣類と関係が深いものです。さわって柔らかいものを選んでください。ウールのタートルネックは禁物の最たるものです。

また、直接肌にふれる下着は、思っている以上にアトピーの症状を左右します。天然素材を使うのはもちろん、下着の縫い目や継ぎ目、レースやストラップにも注意してください。女性では、とくにワイヤー入りのブラジャーが悪化要因になることが多いようです。バストの周辺は汗をかきやすく、アトピーの症状がわるくなる部分です。

e. せんたくはすすぎを充分にしましょう

洗濯機のときも、手洗いのときも、洗剤の成分が残らないよう、充分にすすいでください。タオルや下着類をゴワゴワのまま使うより、柔軟剤で仕上げて、柔らかく肌触りをよくしたほうが、肌への刺激は少なくなります。

f. 爪は短く切り、掻爬による皮膚障害を防ぎましょう

アトピー性皮膚炎は掻く病気です。

痒いときに掻くし、痒くなくても癖で掻いてしまいます。爪が長いと皮膚を傷つけますから、いつも短く切っておきます。

　皮膚を掻いた後は、爪の間に細菌やゴミがたまりますので、清潔に洗うことはもちろんですが、習慣的に皮膚を掻いている人の多くは、爪の先ではなく、指の第一関節を曲げて、手の甲側の部分で掻いています。だから爪が真珠のようにピカピカ光っています。パーリーネイルという、この爪がアトピー患者の特徴の一つですから、ただ短く切るだけでは解決になりません。そこで江藤医師は、とくに女性の患者には、マニキュアとかフェイクネイル（つけ爪）を勧めています。そのような指先でいると、無意識に掻こうと思ったときに、はっと気づいて、掻くのをやめることが期待できるからです。

g. 顔面症状の強い人は、定期的に眼科診察をうけましょう

　目の合併症が多いことと、そのおそろしさは、第6章に書いた通りです。症状がなくても、半年に1回ほどの間隔で、眼科医の定期的な診察をうけてください。視力の低下に気づいたら、即、眼科です。

h. 日焼けにも気をつけましょう

　湿疹のケアが不充分なアトピー性皮膚炎の患者のほとんどの人に、とびひの原因である病原性の黄色ブドウ球菌がついていることがわかっています。皮膚を清潔にし、湿疹の治療

をしっかりすることです。

　また、太陽光線は皮膚の免疫力を低下させます。だから、紫外線量の多いときは外に出ない、帽子や日傘を使う、皮膚に負担のすくない日焼け止め化粧品を使うことで、しっかり紫外線対策をすることもスキンケアとして勧められます。具体的に言いますと、日焼け止めは「紫外線吸収剤」が入っていないものを、説明書通りの量（かなり多めと感じるはず）を、きちんと塗ってください。

　最近はファンデーションや下地クリームに、日焼け止め効果をプラスしたものがあり、それでメイクをすれば、日常の外出程度なら、わざわざ日焼け止めを塗ることはありません。ただし、その場合でも、頸と腕のケアは忘れないようにしてください。

おわりに

　雨宮処凛さんが2002年に書いた『アトピーの女王』(太田出版 刊)には、たくさんの医師が登場します。
　どんなに症状が変わっても、診察しないで、いつものクスリであるステロイドを説明もしないでだす医師。
　患者である雨宮さんに無断で、ステロイド内服薬を1年間ものませつづけていた医師。
　あやしげな水療法を紹介した医師。
　アトピーを治したかったら、性格を直せと言った医師。
　質問したとたん、血相を変えて怒鳴り出す医師。
　治療の最後に、だまってステロイド内服薬を出した「有名な」医師。
　読んでいて、ため息が出ました。これならあのステロイド・バッシングが起こっても仕方なかった、と思いました。医師の名に値しない人たちに治療されてきた患者が、医師でない人の話に耳を傾けたとしても、不思議はありません。そして今でも日本では、患者側が納得するかぎり、医師でない人間が治療をしてもいいのです。
　雨宮さん自身は、そんな特殊な治療を勧める人たちのインチキさに気がついています。それでも、なぜそんなところを頼ってしまうのか……
　「特殊な療法を勧める人たちに対して疑問を禁じ得ないの

は、彼らはみんなに『絶対に治る』と言い張り、症状もみないでとにかく『続けろ』という（中略）しかし、おかしいとはわかっていても、アンチ・ステロイドの患者にとってはステロイドを出す普通の皮膚科がもっとも恐ろしく、得体の知れない民間療法か、ステロイド離脱を勧める病院しか行くところがないのだろう。そして、どちらでも悲劇が起こり続けているのだ。」(174〜175p)

もちろん、アトピー性皮膚炎の患者であるみなさんには、彼女が書いていることは、とっくのむかしに体験して、ご存じのことでしょう。でも、もし読んでいなかったら、お読みになることをお勧めします。それは多分、アトピー性皮膚炎という病気を、客観的にみることになるではないかと思うからです。

ステロイド・バッシングは日本の皮膚科医の意識を根底から変えました。そんな皮膚科医が作り上げてきた新しい「標準治療」という治療体系が、この本で紹介しているものです。

今の時代、ステロイド外用薬を使いこなせない医師は、少なくともアトピー性皮膚炎の治療現場に不要です。そして、患者の皮疹の程度を、「目」と「手指」で診断できない医師も、同様に不要です。

皮疹の程度に合わせて、適切なランクのステロイドを選び、ここにはこれ、そこにはこれと適切な指示を出し、塗る量はこのくらいと、外用指導をする、顔や首にはプロトピックを

使い、その塗り方も指導する、そして、症状が良くなったらこうする、と次の指導も忘れない……それがアトピー性皮膚炎の専門医の最低基準です。

それだけではありません。スキンケアも教えるし、出口が見えなくなっている患者には、精神的な支えにもなる、そして、診察を通じて患者にセルフ・コントロールの方法と見方を教えていくのです。

そのように変わったのが、ステロイド・バッシングやアンチ・ステロイド騒動がもたらした唯一の「いい」置き土産だったのではないでしょうか。

医師と患者、双方に信頼関係がなければ、21世紀の医療は成り立ちません。そのことの大切さがよくわかった気がします。

本文中でもふれましたが、これからは「プロアクティブ」療法が、脚光をあびることになるでしょう。ステロイド外用薬＋プロトピック軟膏＋保湿薬。このトリオを、どうか充分に活用し、アトピー性皮膚炎と上手にお付き合いされることを願ってやみません。

いま、雨宮さんはどうされているのでしょう。少し古い情報ですが、文庫本（光文社・知恵の森文庫）のあとがきには、こう書かれています。

「私はアトピーにこれ以上振り回されたくなくて、ステロイドを使うことにした。いろんな民間療法とか怪しい漢方と

か、そんなものを試しまくって一喜一憂するのはもう面倒なのだ。患者として『不真面目』と言われるかもしれないが、有限の人生、もうこれ以上アトピーに振り回されたくない」

　江藤医師も言っています。「これまでのアトピー治療は、ペットはダメ、化粧はダメ、運動はダメというダメダメ治療でした。私たち皮膚科医はそれを反省し、ようやく『なんでもオーケー、どんどん好きなことをしてください、でもまず標準治療をしましょう、こまめにスキンケアをしましょう』という指導に変わりつつあります。人生いろいろですが、楽しくなければダメです。患者さんを苦しめる治療でなく、より幸せになる治療を目指さなくてはいけないと思っています」

　とはいえ、治療や生活上のことで、いろいろ気にかかること、わからないこともあるでしょう。アトピー性皮膚炎では、専門医が顧問になっていて信頼出来る患者団体があります。

　NPO法人「日本アレルギー友の会」
（電話：03-3634-0865、メールアドレス：j-allergy@nifty.com）
は、機関紙『あおぞら』の発行と専門医による講演会開催のほか、患者による療養相談を受け付けています。

　NPO法人「アラジーポット」
（電話：03-5701-4607、URL:http//www.allergypot.net)
は、アレルギーをもつ子どもとその家族を支えるため、家族同士の交流会「しゃべり場」の開催などをしています。

　医師とは違う角度と経験が蓄積されている団体です。なに

かのときにはぜひ連絡してみてください。
　ここまでお読みいただき、ありがとうございます。この本が少しでもあなたのお役に立つことができれば、望外の喜びです。

江藤隆史(えとう・たかふみ)
1977年東京大学工学部数工学科卒、1985年東京大学医学部卒、東京大学皮膚科助手、ハーバード大学病理学教室研究員、東京大学皮膚科講師・病棟医長を経て、1994年東京逓信病院皮膚科医長に。1998年皮膚科部長、2015年副院長。0〜100歳の患者さんの皮膚を診察するかたわら、テレビや雑誌などを通じて、アトピー性皮膚炎など、皮膚科の病気の啓蒙活動にも熱心に取り組んでいる。

インタヴュー・構成
尾形道夫(おがた・みちお)
フリージャーナリスト。1972年早稲田大学第一政治経済学部卒業後、暮しの手帖社に42年間勤務。その間、第3代暮しの手帖誌編集長にも。「むずかしいことをやさしく、やさしいことは面白く」をモットーに、医療畑だけでなく、食の安全など、さまざまな分野に取り組んでいる。

シリーズ 専門医に聞く 「新しい治療とクスリ」 **2. アトピー性皮膚炎**	2016年4月10日　初版第1刷印刷 2016年4月20日　初版第1刷発行 東京逓信病院副院長兼皮膚科部長 **江藤隆史** インタヴュー・構成　尾形道夫 **発行者 森下紀夫** **発行所 論創社** 東京都千代田区神田神保町2-23 北井ビル tel.03(3264)5254　fax. 03(3264)5232 web.http://www.ronso.co.jp/ 振替口座 00160-1-155266 編集 LLPブックエンド（中村文孝・北村正之） 本文イラスト　久保谷智子 図書設計　吉原順一 印刷・製本 中央精版印刷 ISBN 978-4-8460-1519-0　C0047

●シリーズ●専門医に聞く「新しい治療とクスリ」既刊

専門医からの聞き書きで
読みやすく編集された、
最新の家庭医学書。
病気をこれ以上進行させないために、
あなたが、今できることは……

シリーズ

専門医に聞く
「新しい治療とクスリ」

1 骨粗鬆症

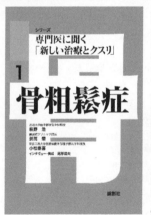

鳥取大学医学部保健学科教授
萩野 浩

健康院クリニック院長
折茂 肇

東京工科大学医療保健学部理学療法学科教授
小松泰喜

インタヴュー・構成 尾形道夫

[目次]
第1章 まず治療とクスリの話から
第2章 骨折の治療
第3章 介護やケアのことも
第4章 あらためて骨粗鬆症の診断基準と
　　　検査について
第5章 どんな人が骨粗鬆症になるのか（原因）
第6章 骨粗鬆症はどんな病気なのか
第7章 骨粗鬆症を予防する

定価：本体 2000 円＋税　四六判・上製・192 頁
ISBN 978-4-8460-1464-3　C0047

論創社　東京都千代田区神田神保町 2-23 北井ビル　web.http://www.ronso.co.jp/
tel.03(3264)5254　fax. 03(3264)5232　振替口座 00160-1-155266